Kitchenham-Pec/Bopp Beckenbodentraining

Susanne Kitchenham-Pec
Annette Bopp

Beckenbodentraining

Die weibliche Basis erspüren, schützen, kräftigen

TRIAS THIEME HIPPOKRATES ENKE

Anschrift der Autorin:

Susanne Kitchenham-Pec
Emil-Nolde-Straße 3
21465 Reinbek

Konzeption der Typographie:
B. und H. P. Willberg, Eppstein/Ts.

Textillustration:
Peter Koch
Birtstr. 32
22041 Hamburg

Umschlaggestaltung:
Dominique Loenicker

Die Deutsche Bibliothek –
CIP-Einheitsaufnahme

Kitchenham-Pec, Susanne:
Beckenbodentraining: die weibliche Basis erspüren, schützen, kräftigen / Susanne Kitchenham-Pec ; Annette Bopp. [Textill.: Peter Koch]. – Stuttgart : TRIAS – Thieme Hippokrates Enke, 1995
NE: Bopp, Annette:

Gedruckt auf chlorfrei gebleichtem Papier

Satz und Druck:
Druckhaus Götz GmbH,
71636 Ludwigsburg
(CCS Textline, Linotronic 630)

ISBN 3-89373-304-3 1 2 3 4 5 6

Zu diesem Buch

Der Beckenboden ist für Frauen ein weithin unbekanntes Körperareal, aber er hat einen ungeheuren Einfluß auf ihr Leben. Nur wenige wissen, daß der Beckenboden mitverantwortlich ist für unser Körpergefühl, unsere Haltung und damit in erheblichem Maße auch für unser inneres und äußeres Erscheinungsbild. Wenn der Beckenboden zu wenig Kraft hat oder zu nachgiebig ist – wodurch auch immer –, kommt es häufig zu Senkungen der Gebärmutter oder der Scheidenwände. Auch die Schließmuskeln von Harnröhre und After können mitbetroffen sein und ihre Funktion nicht mehr richtig ausüben. So ist Inkontinenz – unfreiwilliger Harn- oder Stuhlabgang – eines der Hauptsymptome eines schlaffen, kraftlosen Beckenbodens. Mit gezielter Gymnastik läßt er sich so gut stärken, daß die Beschwerden verschwinden oder sich zumindest erheblich bessern. Viele Frauen wissen zwar, daß es Beckenbodengymnastik gibt, aber sie wird von Krankengymnastinnen oder Hebammen immer noch zu selten angeboten und noch seltener qualifiziert angeleitet. Unser Buch soll einen Beitrag dazu leisten, diesen Mißstand zu beheben.

Wir wollen aber nicht nur gymnastische Übungen zeigen, die den Beckenboden stärken und damit Beschwerden wie Inkontinenz lindern oder heilen können. Es geht uns vielmehr darum, den Beckenboden als Teil unseres weiblichen Körpers in Bezug zu unserem Leben als Frau zu bringen. Unsere weiblichen Geschlechtsorgane – ausgenommen der Busen – sind räumlich so eng mit dem Beckenboden verflochten, daß alles, was den Beckenboden selbst oder benachbarte Organe betrifft, unsere Empfindungen als Frau entscheidend beeinflußt. Jede Frau fühlt sich z. B. sexuell gehemmt, wenn sie größere Hämorrhoiden hat, auch wenn diese gar nicht weh tun. Eine große Verunsicherung in ihrem Selbstwertgefühl erfährt sie auch, wenn während der Schwangerschaft oder nach einer Geburt unkontrolliert Urin abgeht, beispielsweise beim Laufen, Husten, Heben.

Umgekehrt können wir durch einen leistungsfähigen, kräftigen Beckenboden eine hohe innere Zufriedenheit empfinden. Diese mag oberflächlich oder auch sehr tiefgreifend sein – je nachdem, wobei wir diese Kraft in uns gefühlt haben, einfach nur auf der Toilette, bei der körperlichen Liebe oder bei der Geburt eines Kindes.

Obwohl sicher alle Frauen diese körperlich-seelischen Empfindungen ganz stark spüren, gibt es nur wenige Informationsquellen über diesen so wichtigen Körperteil. Wir erfahren darüber nichts in der Schule oder an der Universität, selbst in der Ausbildung zu so »beckenbodennahen« Berufen wie Frauenärztin, Hebamme oder Krankengymnastin werden über den

Beckenboden kaum Kenntnisse vermittelt. Und auch Großmütter, Mütter und Tanten wissen darüber so gut wie nichts. So hat der Beckenboden für die meisten von uns nur etwas mit dem Po oder einer diffusen Zone »zwischen den Beinen« zu tun, ein Muskel, den wir irgendwie zusammenkneifen und lockerlassen können, der uns aber kaum vertraut ist. Daß die Öffnungen für unsere körperlichen Ausscheidungen Urin und Stuhlgang so dicht bei unserer Scheide liegen, mag Frauen überdies leicht glauben lassen, ihr Intimbereich sei unsauber, unschön oder etwas, was tunlichst zu verbergen ist, das nicht anzufassen ist und dessen Funktionen auch im Dunkeln bleiben müssen.

Wir, die Autorinnen, haben uns auf unterschiedlichen Wegen der Beckenboden-Problematik genähert und wollen dies kurz schildern:

Susanne Kitchenham: Noch in meine frühe Schulzeit fällt die Erinnerung an Erlebnisse, die ich – angesichts der damit verbundenen Verschwiegenheit – richtigerweise als »Frauensache« einstufte: Es war der große Aufstand, den meine Großmutter veranstaltete, wenn sie einen Termin beim Frauenarzt hatte. Dreißig Lebensjahre lang trug sie einen Scheidenring, ein Pessar, das regelmäßig ausgewechselt werden mußte. Die letzten vier Jahre ihres Lebens übernahm ich die Betreuung der inzwischen geistig und körperlich senilen Dame. Ich war mittlerweile Krankenschwester, Hebamme und Mutter. Ihre Verwirrtheit war an den Tagen des Pessarwechsels natürlich gesteigert. Meine Großmutter hatte Angst vor einer Prozedur, die auch wegen dieser Angst nie hinterfragt worden war. Sie lag völlig verkrampft auf dem gynäkologischen Stuhl. Die Mundwinkel heruntergezogen, die Nasenflügel gebläht, atmen konnte sie kaum, ihre Hände umklammerten das Stuhlgestänge. Ich habe mich nie offen über ihre Frauen- und Senkungsprobleme unterhalten können, es war ein aus Scham und Anstand totgeschwiegenes Thema.

Frauen aus jüngeren Generationen sind sicherlich freier im Umgang mit solchen Fragen, in ihrer Wahrnehmung als Frau und im Verstehen ihrer weiblichen Körperfunktionen. Sie informieren sich hauptsächlich über Bücher, einige in Frauengruppen und Seminaren. Sie versuchen auf diese Weise, zu einer individuellen weiblichen Selbstsicherheit zu gelangen. Ihr Selbstwertgefühl braucht die Selbstachtung auf diesem ganzen Gebiet. Und das ist gut so.

Im Jahre 1970 habe ich meine Hebammenausbildung beendet und bin – mit einer Unterbrechung von zwei Jahren – seither immer in diesem Beruf tätig gewesen. Seit 1980 arbeite ich freiberuflich und begleite Haus- und Klinikgeburten. Aber ich verbringe nur einen geringeren Teil meiner Arbeitszeit bei Entbindungen. Die meiste Zeit investiere ich in Kurse für Geburtsvorbereitung, in die Beratung und Betreuung von Schwangeren und Wöchnerinnen, in Kurse über natürliche Familienplanung und für eine aufbauende Beckenbodengymnastik. Alle diese Bereiche gehören mit zum Arbeitsfeld einer Hebamme, auch wenn es leider nur wenigen möglich ist, ihren Beruf in dieser umfassenden Sicht auszuüben.

Es liegt ungefähr schon 15 Jahre zurück, daß mir zum ersten Mal bewußt wurde, wie notwendig ein Buch über den weiblichen Schoß im allgemeinen und den Beckenboden im speziellen wäre. Damals rief mich während einer Nachtwache im Kreißsaal eine junge Frau an, die ich sechs Monate zuvor entbunden hatte. Wir hatten uns schon vor der Geburt gekannt und ein enges gegenseitiges Vertrauensverhältnis entwickelt, da sie mit ihrem Partner meinen »Vorbereitungskurs für werdende Eltern« besucht und ich sie mehrfach gemeinsam beraten hatte. Die Stimme der jungen Frau klang so verzweifelt, daß ich ihr vorschlug, mich sofort, noch in der Nacht, zu besuchen. Ihr Frauenarzt hatte ihr während einer Krebsvorsorgeuntersuchung mitgeteilt, ihr Beckenboden sei derartig geschwächt, daß wohl eine Operation unumgänglich sei, um das Gewebe zu heben und zu straffen. Sie hatte die ihr von der Krankengymnastin gezeigten Übungen auch im Anschluß an die Wochenbettzeit geturnt und acht Wochen nach der Geburt an einer Rückbildungsgymnastik teilgenommen.

Als Bärbel zu mir kam, untersuchte ich sie erst einmal vaginal. Der Scheideneingang war leicht geöffnet, so daß ich die sich weich zur Mitte hin treffenden Scheidenwände sehen konnte. Als ich vorsichtig tastete, fühlte ich den zu tief stehenden Muttermund und die locker nach hinten gekippte Gebärmutter. Bärbel wußte, daß die Gebärmutter vor der Schwangerschaft normal nach vorne gekippt gewesen war. Ich mußte ihr also bestätigen, daß eine Beckenbodenschwäche vorlag und die Gebärmutter sich leicht gesenkt hatte. Die Beckenbodenmuskeln hatten aber einen recht guten Tonus. Obwohl sie bei der Untersuchung ganz weich und wie nicht vorhanden waren, konnte Bärbel sie nach meiner Aufforderung gut einsetzen. Wie konnte es trotz ihrer genau ausgeführten Gymnastikübungen zu dieser Senkung gekommen sein?

Die Unterlagen der Gymnastik hatte sie mitgebracht, denn ich wollte ihr einige für sie besonders wichtige heraussuchen. Doch als ich sah, was sie da geturnt hatte, war meine Bestürzung groß: Es war keine einzige geeignete Übung dabei, schlimmer noch, die meisten waren ausgesprochen beckenbodenbelastend. Ich hatte meine Ausbildung zur Hebamme in England bekommen und dort fundierten Unterricht in Wochenbett- und Rückbildungsgymnastik erhalten. In England gibt es im Pro-Kopf-Vergleich fünfmal so viele Hebammen wie in Deutschland, so daß auch die Neugeborenen-

und Wochenbettstationen fast ausschließlich von Hebammen geleitet werden. Dazu gehört natürlich auch die Anleitung zu korrekter Wochenbettgymnastik.

Es war ein Glück, daß in dieser Nachtwache der Kreißsaal leer blieb und wir in Ruhe miteinander sprechen und turnen konnten. Hätte sie nicht soviel Vertrauen gehabt, hätte ich ihr kaum genügend Trost und Mut vermitteln können, daß sie mit einiger Zuversicht und einem gezielten Bekkenboden-Stärkungsprogramm das Krankenhaus frühmorgens wieder verließ. Drei Monate später rief mich Bärbel an und war überglücklich – der Frauenarzt hatte bei seiner Untersuchung einen normalen gynäkologischen Befund vorgefunden, von Operation war keine Rede mehr. Bärbel bekam vier Jahre später ihren zweiten Sohn und ist bis heute absolut beschwerdefrei.

Seitdem arbeite ich mit schwangeren Frauen vorbeugend und mit Müttern und älteren Frauen auch nachbereitend an einer Stärkung und Kräftigung des Beckenbodens. Das ist keine leichte Aufgabe, denn als Hebamme bewege ich mich dabei beruflich halbwegs auf einem Gebiet, das hierzulande weitgehend den Krankengymnastinnen vorbehalten ist. Zum Glück habe ich viele von ihnen auf die Geburt vorbereitet und auch später gymnastisch betreut. So weiß ich, daß der gynäkologische Bereich in der Ausbildung zur Krankengymnastin einen äußerst geringen Stellenwert hat. Eine Fortbildung in England bei Margaret Williams, einer exzellenten Krankengymnastin, die für den »National Childbirth Trust« arbeitete, bestärkte mich in meinem Vorhaben, mich verstärkt um die Beckenboden-Problematik zu kümmern. So konnte ich mit den Jahren immer sicherer Übungen empfehlen und selbst erarbeiten.

Eine gewisse Trauer empfinde ich darüber, daß die Mehrzahl der Gynäkologen den Aufbau eines positiven Beckenbodenbewußtseins immer noch bestenfalls als nette Nebensache ansehen und entsprechend nachlässig und uninteressiert auch auf Fragen von Patientinnen reagieren. Dieses Buch liegt mir deshalb um so mehr am Herzen, und es zu schreiben ist mir mit der Zeit immer mehr zur Verpflichtung geworden. Ich wollte endlich meinen Kursteilnehmerinnen und auch den Hebammen und Krankengymnastinnen, für die ich seit Jahren Fortbildungsveranstaltungen leite, etwas in die Hand geben können, was ihnen auch nach der Kurszeit eine Hilfe ist. Außerdem wollte ich Frauen, die über ihren Beckenboden wenig oder gar nichts wissen, eine Möglichkeit zum Einstieg in diese Thematik geben können, so daß sie selbst oder gemeinsam mit anderen Frauen mit ihrem Bekkenboden arbeiten können. Ich freue mich, daß dies nun möglich geworden ist!

Annette Bopp: Beckenbodenprobleme? Ich? Nie! Alles Anstellerei, was man da so hört, vom Tröpfeln beim Springen oder Husten oder Rennen. Ich erinnere mich noch gut an die unsäglichen »Tropfenfänger« aus Baumwolle, die meine Mutter immer in ihre Schlüpfer knüpfte, aber sie war ja auch nicht gerade sportlich. Mir würde das nie passieren, schließlich machte ich klassisches Ballett und Yoga und hatte auch ansonsten eine ganz gute Kondition.

Die Geburt meiner Tochter stürzte mich jäh von diesem hohen Roß. Drei Stunden Pressen hatten dafür gesorgt, daß mein Beckenboden nachhaltig geschädigt war. »Da müssen Sie was tun«, hatte mein Gynäkologe bei der Nachuntersuchung noch in eindringlichem Ton gesagt. Der hatte leicht reden! Schließlich hatte ich es nicht zuletzt dem späten Eingreifen der betreuenden Ärztin im Kreißsaal zu verdanken, daß der Beckenboden beim Pressen so überbeansprucht worden war. Hätte sie früher gehandelt, wäre ich wohl glimpflicher davongekommen. So schlug ich mich noch Wochen nach der Geburt damit herum, möglichst innerhalb von wenigen Minuten eine Toilette zu finden, wenn ich mußte – egal, ob »groß« oder »klein«. Mein Gang war in ein zusammengesunkenes Schlurfen mutiert, dem jegliche Spannkraft fehlte. Ich konnte mich selbst manchmal kaum ertragen, so rund war ich geworden – in jeglicher Hinsicht.

Aber was sollte ich tun? Beckenbodengymnastik – was ist das? Wo gibt's Kurse? An wen kann ich mich wenden? Hätte ich nicht über private Verbindungen von Susanne erfahren, ich wäre arg aufgeschmissen gewesen. Aber Susanne war in Hamburg, und ich in Frankfurt, fast 450 Kilometer entfernt.

Als meine Tochter aus dem Gröbsten raus war und ich schon lange nicht mehr stillte, entschloß ich mich, die Mühsal auf mich zu nehmen, und einmal wöchentlich nach Hamburg zu fahren. Der ICE macht's möglich. Nachmittags stieg ich in die Bahn, und knapp dreieinhalb Stunden später war ich in Hamburg. Im Kurs staunten die Frauen nicht schlecht, als sie hörten, woher ich kam.

Anfangs war ich sehr leicht verleitet, wieder überheblich zu werden – das Anspannen des Beckenbodens war mir von meinem Ballett-Unterricht nur zu vertraut. Wie oft hatte mich meine Lehrerin doch angehalten, den Po zusammenzukneifen und »zwischen den Beinen hindurch nach vorne zu holen«. So ähnlich war das jetzt auch wieder. Und doch ganz anders. Aber Susannes Übungstempo und meine Nachlässigkeit beim Üben zu Hause lehrten mich schnell, bescheiden zu bleiben. Ich hatte oft ganz schön zu kämpfen, um die Gymnastik in der geforderten Weise zu schaffen. Oft konnte ich den Beckenboden gar nicht richtig fühlen, dann wieder hatte ich regelrechte Erfolgserlebnisse.

Aber es ist so verdammt schwer, den »inneren Schweinehund« zu überwinden und tatsächlich täglich zu üben. Wie oft habe ich das Training aufgeschoben – »heute abend, wenn die Kinder im Bett sind, dann nehme ich mir die Zeit, ganz bestimmt«. Wie oft hatte ich einfach keine Lust – »nicht schon wieder«. Ich war es einfach leid, ständig irgendwelchen Anforderungen zu genügen, wo doch den ganzen Tag über welche an mich gestellt werden. Natürlich weiß ich genau, daß ich die Beckenbodengymnastik nur für mich turne, und wenn ich nichts mache, bekomme ich mit Sicherheit in Kürze die Quittung. Ich kann es regelrecht spüren, wie der Beckenboden an Spannung verliert, wie er wieder faul und lasch wird. Aber es fällt mir immer noch unsäglich schwer, mich auf den Hocker zu zwingen und zu üben.

Dabei sind es genau genommen nicht viel mehr als zehn bis zwanzig Minuten, die ich mir Zeit nehmen muß – Zeit, die ich nur mit mir und für mich verbringe. Und ich weiß: Es ist auch im größten Streß möglich, sich diese Zeit zu nehmen, irgendwann am Tag. Mittags nach dem Essen bin ich meistens am ehesten bereit dazu. Ich bin satt, das Kind hält Mittagsschlaf, die Großen sind noch nicht aus der Schule – ich bin mit mir allein. Keiner stört mich. Ich lege den Walkman neben mich, setze die Kopfhörer auf und höre Susannes Anfeuerungsrufe: »Und jetzt hoch, hoch, noch ein Stückchen, noch ein Stückchen – mehr, mehr, mehr – und entspannen!« Ich habe mir eine Kursstunde mit Hockergymnastik auf Band aufgenommen – so bin ich nicht ganz allein und habe das für mich so wichtige Korrektiv beim Üben. Denn nach einigen Monaten hatte ich doch einiges vergessen.

Ich übe zwar immer noch nicht täglich, wie ich eigentlich müßte, aber doch ein- bis zweimal in der Woche. Und ich berücksichtige wieder viel mehr als sonst die beckenbodenschonenden Stellungen im Alltag. Wenn ich meine Tochter abends zum Schlafliedchen auf den Arm nehme, dann immer nur in Schrittstellung! In der Hocke stütze ich die Zehenspitzen auf und merke sofort, daß der Beckenboden deutlich weniger »aus mir herausfällt«.

Ich werde wahrscheinlich nie wieder die hohe Spannkraft von früher erreichen, und vielleicht ist das auch gar nicht so wichtig. Mein Kind hat mich sowieso weicher gemacht, in jeglicher Hinsicht. Aber mein Training hilft mir, meine »innere Senkrechte« wiederzufinden, im Lot zu sein und nicht wie ein Wackelpudding hin- und herzuschwanken. Dieses Wissen und die vielschichtige Bedeutung, die der Beckenboden für uns Frauen hat, mit diesem Buch anderen weiterzugeben, ist mir ein besonderes Anliegen. Dies um so mehr, weil mir in meiner journalistischen Arbeit immer wieder auffällt, wie stark dieses Thema vernachlässigt wird und in welch erschrekkend hohem Maße Fehlinformationen gerade über Rückbildungsgymnastik nach einer Geburt verbreitet werden.

Wir wünschen uns beide, daß wir mit diesem Buch vielen Frauen, die bereits eine Beckenbodenschwäche haben und darunter leiden, Mut machen können, mit diesen »verschwiegenen« Muskeln zu arbeiten, sie kennenzulernen, zu trainieren und bewußt einzusetzen. Und wir wünschen uns auch, daß durch dieses Buch Frauenärztinnen und -ärzte häufiger als bisher ihren Patientinnen nahelegen, ein solches Training geduldig und konsequent auszuprobieren und nicht gleich die angeblich einzige Alternative Operation anraten.

Susanne Kitchenham
Annette Bopp

Das Becken im Lebenskreis der Frau

Im Schoßbereich liegen Zentren unserer tiefsten seelischen Eigenempfindungen. Eine zu frühe und pedantische Reinlichkeitserziehung wird bei Kindern eine Verunsicherung auslösen und sie im Unterbewußtsein ihr Leben lang begleiten. Ein Neugeborenes hat ein absolut offenes Becken, egal, welchen Geschlechtes es ist. Die Blase wird reflexmäßig entleert, wenn sich eine bestimmte Menge an Urin angesammelt hat oder ein Kältereiz sie dazu anregt. Der Darm entleert sich ebenso reflektorisch, wenn der Enddarm Stuhlgang enthält, oder durch massageähnliches Streichen des Afters. Mit rund 18 Monaten erfahren Babys, daß sie diese Körperfunktionen mehr und mehr beeinflussen können, bis sie im Alter von etwa drei Jahren »windelfrei« und damit »sauber« geworden sind. Eltern fühlen sich meist fälschlicherweise berufen, diesen Entwicklungsprozeß zu beschleunigen. So erleben diese kleinen Kinder zumeist, daß, was sie selbst als angenehme Eigenaktivität des Herausschiebens empfinden, von den Eltern verabscheut und abgelehnt wird.

Nach dem dritten Lebensjahr werden Jungen und Mädchen, was ihren Genitalbereich angeht, meist unterschiedlich erzogen. Penis und Hodensack sind für jeden drei- bis vierjährigen Jungen etwas Selbstverständliches, und er kennt diese Körperteile bis in die kleinsten Fältchen hinein. Daß er sich dort gerne und oft berührt, besonders wenn keine Kleidung dabei stört, kritisieren Erwachsene selten. Er muß ja auch den Penis halten und führen lernen, um den Pinkelstrahl zu lenken. Das Vorbild des Vaters ist ihm hierbei ganz wichtig. Nicht nur unbewußt signalisieren Vater und Sohn sich gegenseitig, daß sie diesen Umgang mit den Geschlechtsteilen als gut und befriedigend empfinden. Die meisten Erwachsenen lächeln verständnisvoll, wenn sie einen vierjährigen Nackedei in der Badeanstalt stehen sehen, der spielende Kinder beobachtet und nebenbei seinen Zeigefinger rund um seinen Penis kreisen läßt.

Wie anders jedoch ist die Reaktion, wenn ein kleines Mädchen das gleiche mit ihrer Klitoris tut! Sie schauen weg, übergehen das Gesehene. Die Mutter wird das Kind womöglich zu sich rufen, um es abzulenken, eventuell sogar, um es zurechtzuweisen. Für das kleine Mädchen gibt es kein Vorbild und keine Aufforderung, die eigenen Geschlechtsteile zu berühren; keine Bestätigung von seiten der Mutter, die zeigen könnte, daß es angenehm ist, Schamlippen, Klitoris und Scheide zu berühren und zu erforschen. Vielleicht gibt es inzwischen aber doch mehr und mehr Ansätze eines veränderten Mutter-Tochter-Verhaltens, was sehr zu begrüßen wäre. Die meisten Mädchen wachsen jedoch immer noch ohne selbstverständliche Aufklärung über ihre Genitalien heran. Sie freuen sich zwar über das schöne Gefühl, wenn sie ihre äußeren Geschlechtsteile reiben, aber sie tun dies meist heimlich im Bett. Mit Beginn der Pubertät verändert sich dann derartig viel, daß es Mädchen oft selbst überrascht, wie anders sie aussehen. Der Schamhügel wird runder, und der erste Haarflaum wächst. Die kleinen Schamlippen werden größer und sehen ganz anders aus als vorher. Die Brustwarzen jucken und pieksen, und es wachsen runde, feste Brüste. Im Höschen erscheinen Flecken von Weißfluß. Zum Glück nehmen heute Mütter spätestens dies zum Anlaß, ihre Töchter darauf vorzubereiten, daß größere Mädchen und Frauen eine monatliche Blutung haben und was dies bedeutet.

Einem Mädchen aber durch das Vorleben einer bewußten Weiblichkeit und mit ehrlichen, liebevollen Gesprächen zu einem angstfreien Start in die »fruchtbaren Jahre« zu verhelfen, bringt viele Mütter noch in Schwierigkeiten. Natürlich spielen hier auch die Beziehungen des Vaters zu Frau und Tochter eine große Rolle. Ebenso wirkt sich das weitere Umfeld, insbesondere die Schule, positiv oder negativ auf das Eigenempfinden der Mädchen aus. Die meisten empfinden die Regelblutung auch heute noch als peinlich. Sie benutzen Tampons und hauchdünne Binden, damit niemand »es« merkt. Selbst Mütter, die ansonsten recht frei zu ihrer eigenen Weiblichkeit gefunden haben, können sich dieser Anpassung nach außen oft nicht entziehen, auch wenn im Familienkreis Binden- und Tamponpäckchen offen in der Toilette liegen und eine in Wasser eingeweichte blutige Unterhose nicht versteckt wird. Schon beim ersten Auftreten ihres lebendigsten Fruchtbarkeitszeichens, der Regelblutung, lernen Mädchen also, diese zu verstecken. Einer Freundin wird der Umstand heimlich zugetuschelt, und dem Turn- oder Schwimmlehrer müssen Mädchen eine schriftliche Entschuldigung bringen, was viele als peinlich und erniedrigend erleben.

So ist auch heute noch jedes junge Mädchen auf Hilfe angewiesen, um gegen ein Umfeld, das ihre Weiblichkeit eher herabwürdigt, ein positives Selbstbild als Frau aufzubauen. Dies ist um so schwerer, als das äußere Idealbild der Frau nicht mehr weiblich-runde, sondern eher knabenhaft-schmalhüftige Konturen trägt. Das Thema Onanieren bzw. weibliche Sexualität übergehen viele aufklärende Bücher und Schriften. Auch hier ist der Unterschied zwischen den Geschlechtern gravierend. Ein Junge hat seinen ersten Samenerguß meist ohne Angst. Er hat vielleicht schon öfter versucht, einen zu produzieren, zumal seine Kumpels – und vielleicht auch er selbst – schon damit prahlen. Befleckte Taschentücher oder Bettwäsche nehmen die Eltern eher selbstverständlich zur Kenntnis, vielleicht zusätzlich mit Stolz. Das Mädchen hingegen ist sich weitgehend selbst überlassen, wenn es sich zwischen dem 9. und 13. Lebensjahr an Schamlippen und Klitoris berührt und dadurch so in sexuelle Extase versetzt wird, daß es einen Orgasmus erlebt. Die meisten Mädchen behalten dieses Erlebnis für sich. Weder bei Gleichaltrigen, noch bei den Eltern hat dies eine positive Bedeutung. Es gibt sogar noch Eltern, die ihren Töchtern deutlich signalisieren, Selbstbefriedigung sei ungesund oder etwas, was Mädchen anstandshalber nicht tun sollten. Die natürlichen Gefühle von Scham und Abgrenzung, die sich durch die Pubertät einstellen, tragen dazu bei, daß auch heute noch viele Frauen sich selbst fremd sind. Sie haben weder ihre äußeren Genitalien mit einem Spiegel, noch ihre Scheide mit dem eigenen Finger für sich wahrgenommen.

Mit Einsetzen eines regelmäßigen Zyklusablaufs muß sich das Mädchen an sehr unterschiedliche Wahrnehmungen aus ihrem Becken gewöhnen. Der Vaginalschleim verändert sich ständig; je nach Zykluslage fühlt sich der Scheideneingang trocken, feucht oder glitschig-naß an. Den Eisprung empfinden viele Frauen als ein Ziehen im seitlichen Unterbauch, das Aufrichten der Gebärmutter zur Zeit des Eisprungs eher als Ziehen über der Schambeinfuge. Bei Einsetzen der Blutung fühlen sich die Schamlippen oft schwer an, manchmal sind sie dicker und empfindlicher als sonst. Besonders viele junge Frauen leiden zu Beginn der Regelblutung unter Beschwerden: leichtes bis krampfartiges Ziehen im Unterbauch, allgemeine Glieder- und Kopfschmerzen. Diese Beschwerden halten oft nur einige Stunden, bei manchen auch ein bis zwei Tage an.

Erst in der zweiten Hälfte der Pubertät beginnen Mädchen, meist ganz gezielt Interesse am anderen Geschlecht zu hegen. Wie sie sich bis jetzt in ihrer Weiblichkeit fühlen, wird in starkem Maße mitbestimmen, wie ihre ersten Erlebnisse in der geschlechtlichen Liebe verlaufen werden. Die Kraft der sexuellen Sehnsucht, Lust und Befriedigung wächst bei der Frau bis ins vierte Jahrzehnt und bleibt ihr bis ins hohe Alter erhalten. In dieser Zeit wird sie eventuell Schwangerschaft und Geburt erleben – die gewaltigste Veränderung des menschlichen Körpers und seiner Seele überhaupt. Die Schwangerschaft beginnt im Zentrum des Beckens, wird durch das Becken getragen und das Kind aus dem Becken geboren. Die individuellen Erfahrungen der Schwangerschaft, Geburt und besonders die der frühen Mutterschaft werden ihr weiteres Leben als Frau maßgeblich bestimmen. Die absolute Hilflosigkeit des neugeborenen kleinen Menschen läßt die Mutter Macht und Ohnmacht durchleben. Kein Wunder, daß durch diese Auf- und Hingabe Frauen die Basis des Lebens und dadurch Wurzeln als Frau spüren und aufbauen können.

Diese Basis, aus der sie ein Gutteil ihrer Schaffenskraft schöpfen, besteht – in Anlehnung an asiatische Vorstellungen von den Lebensvorgängen – im wesentlichen aus zwei Energiezentren (»Chakren«) im Schoßbereich. Lebensprozesse, die hier organisiert werden, sind die der Arterhaltung, des Überlebens, der Beziehung zur Umwelt – das heißt, Lebensfreude, Nähe und Sexualität. Sie werden geschützt und getragen durch einen kraftvollen, aber auch geschwächt durch einen energiearmen Beckenboden. Steht in diesem Schoßbereich der Energiefluß nicht im Gleichgewicht, beeinträchtigt dies in hohem Maße den Lebensabschnitt zwischen jungem Erwachsensein und den Wechseljahren. Solches Ungleichgewicht hat seine Ursache entweder in zu hoher Spannung im Schoßbereich, die nicht losgelassen werden kann, oder in fehlender Kraft, genügend Spannung zu halten. Beides trifft eine Frau zentral und hemmt ihre persönliche, befriedigende Eigenentwicklung.

Verspannungen im Schoßbereich resultieren z. B. aus übertrieben schambesetzter, von Verboten, Angst und Unwissen geprägter Sexualerziehung. Besonders zerstörerisch wirken sich Erlebnisse sexueller Mißhandlungen aus, ob im Kindes-, Jugend- oder Erwachsenenalter. Auch traumatische Geburtserlebnisse tragen dazu bei. Dabei ist es möglich, daß die Geburt von der klinischen Beurteilung her durchaus normal verlief, seelisch jedoch sehr verletzend erlebt wurde.

Einen offenen Schoßbereich, der alle verfügbare Kraft abgegeben hat, fühlen Frauen in den ersten Stunden und Tagen nach einer Geburt besonders deutlich. Bis zum fünften Wochenbett-Tag nimmt die Kraft im Beckenboden langsam wieder zu, was auch deutlich spürbar ist. Es kann aber sein, daß dieser Vorgang nur verzögert einsetzt oder sich die Spannung im Becken nicht im gewohnten Maß wieder aufbaut. Wir wollen in diesem Buch besonders die hieraus resultierenden Probleme erörtern und Hilfsmaßnahmen aufzeigen.

Während und nach den Wechseljahren verändern sich Frauen auch in ihrem körperlichen Erscheinungsbild. Die Umstellung im Hormonhaushalt empfinden die meisten als negativ und führen alle auftretenden Befindlichkeitsstörungen darauf zurück. Hormontabletten oder -spritzen dienen vielen als willkommene Möglichkeit, das Altern zu verzögern und Hitzewallungen oder andere Wechseljahrszeichen zu unterdrücken. Sie sind zwar sinnvoll für Frauen, die ein erhöhtes Risiko haben, an Knochenentkalkung (»Osteoporose«) zu erkranken, aber sie sind beileibe kein Wundermittel, das die Wechseljahre unterdrücken kann, und sie sind keineswegs frei von unerwünschten Wirkungen. Sie belasten das venöse Gefäßsystem, was bei entsprechender Veranlagung Krampfadern, Thrombosen oder Embolien begünstigen kann. Der Blutdruck kann sich erhöhen, und ein Krebsrisiko ist auch heute noch nicht vollständig auszuschließen. Frauen, die Hormone schlucken, klagen öfter über Blutungen und müssen sich häufiger einer Ausschabung unterziehen.

Wenn eine Frau ein Gleichgewicht von Kraft und Entspannung in ihrem Becken trägt und keine Beschwerden hat, wird sie auch nach Aussetzen ihrer Regelblutungen selten plötzliche Veränderungen wahrnehmen. Daß die natürliche Verschiebung im Hormonhaushalt während des Wechsels auch positive Seiten hat, wird kaum hervorgehoben. Viele Frauen entwickeln gerade dann eine enorme Kraft und Ausdauer. Diese Eigenschaften wußten frühere Kulturen noch zu schätzen – vor etwa 500 Jahren waren Frauen in fortgeschrittenem Alter sehr geachtet. Die Ausübung des Hebammenberufs beispielsweise, eine in der damaligen Zeit hoch geachtete Tätigkeit, war Frauen erst nach den Wechseljahren gestattet.

Wann für uns das »Alter« einsetzt, ist von vielen Faktoren abhängig. So kennen wir »alte« 40jährige und »junge« 80jährige Frauen wie Männer. Menschen, die in Harmonie ihr Leben ausklingen lassen, sind immer sehr beeindruckend. Sie lehren uns, daß auch diese Phase des ausklingenden Lebens großen Reichtum und Sinn enthalten kann. Auf alle Fälle zeigt mir meine Arbeit mit Frauen zwischen 18 und 80 Jahren, daß wir in jedem Alter etwas mit unserem Körper erarbeiten können, und daß diese Erfahrung wunderbar bereichernd ist. Diese Arbeit macht mir aber auch klar, daß der wichtigste Ansatzpunkt in der Unterstützung unserer Kinder liegt, wenn sie in den ersten Lebensjahren ihr natürliches, schönes Körperbewußtsein entwickeln. Damit lernen sie, sich und ihrem Leben weniger mit Unsicherheit und Angst, und vielmehr mit Offenheit und Vertrauen zu begegnen.

Der Beckenboden

Der Beckenboden besteht aus gitterförmig und in Schlingen verlaufenden Muskeln, die am knöchernen Becken angebracht sind. Sie bilden den muskulären Abschluß des Bauchraumes nach unten und tragen und stützen die Organe des kleinen Beckens, ähnlich wie eine Hängematte. Außerdem halten sie die durchtretenden Öffnungen von Harnröhre, Scheide und Enddarm geschlossen. Zu gegebener Zeit müssen sich diese Muskeln lockern oder weit öffnen, um so das Entleeren von Blase und Enddarm zu unterstützen bzw. die Scheidenöffnung und -elastizität bei Geschlechtsverkehr und Geburt zu ermöglichen. Das kraftvolle Tragen, Stützen und Verschließen ist für unser Wohlbefinden ebenso wichtig wie das Öffnen.

Wenn der Beckenboden nicht stark genug ist, diese Funktionen wahrzunehmen, ist das für uns immer belastend. Das gilt für den Verschluß der Blase bzw. die Funktionstüchtigkeit des Blasenschließmuskels ebenso wie für den After, dessen Öffnungsfähigkeit durch Einrisse bei der Geburt und nachfolgende Narben eingeschränkt sein kann. Die dabei entstehende Hilflosigkeit erschüttert das Selbstwertgefühl vieler Frauen nachhaltig. Das liegt daran, daß die Beckenbodenmuskeln im Vergleich zu anderen Muskelgruppen unsichtbar sind und teilweise so tief im Körperinneren liegen, daß wir An- und Entspannung nur schwer wahrnehmen können. Hinzu kommt sicherlich bei vielen Menschen eine Scheu gegenüber dieser Körperregion, die mit Sexualität, vor allem aber mit den Ausscheidungen, Stuhlgang und Urin, und damit mit eventueller Unsauberkeit verbunden sind.

Wohl aus diesen letzteren Gründen kommt der Beckenboden im Biologieunterricht an Schulen kaum vor; sogar in der Ausbildung von Krankengymnastinnen und Hebammen (im Anatomie- und Physiologieunterricht) wird er selten detailliert besprochen. Auch Ärzte haben den Beckenboden oft nur »am Rande« mitgelernt. Selbst Mediziner mit beckenbodenbezogenen Fachgebieten, wie Gynäkologie oder Urologie, lernen meist wenig über seine vielfältigen Aufgaben und die Fähigkeiten dieser Muskeln. Wie wichtig jedoch ein gutes Grundwissen und die Wahrnehmung dieser Körpermuskeln ist, hat mir meine jahrzehntelange Arbeit mit Frauen mit Beckenbodenbeschwerden gezeigt. Erst wenn wir diese Muskeln kennen und ihre Arbeitsweise verstanden und in uns gefühlt haben, können wir sie gezielt einbeziehen in die Lebensbewegungen unseres Körpers, sie durch Kraftübungen aufbauen und bewußter loslassen.

Der Beckenboden besteht aus drei Muskelschichten, die übereinander liegen. Die jeweiligen Muskelfasern dieser Schichten laufen abwechselnd von vorne nach hinten, von rechts nach links und wieder von vorne

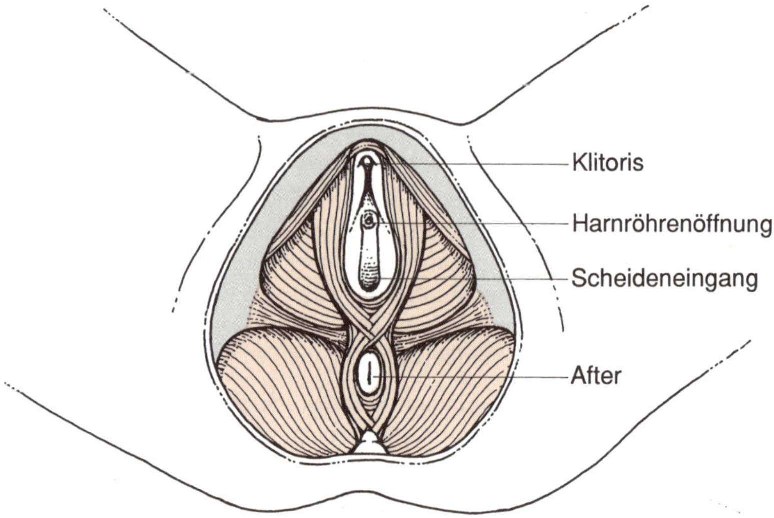

Abb. 1 Der Beckenboden (Gesamtansicht)

nach hinten, so daß eine gitterartige Struktur entsteht. Die einzelnen Schichten haben unterschiedliche Aufgaben, und dadurch können wir sie in unserem Körper auch gut wahrnehmen. Wenn wir genau spüren, wie die einzelnen Beckenbodenschichten arbeiten, setzen wir sie gezielter und damit effektiver ein. Es ist allerdings oftmals etwas schwierig, diese »unsichtbar« arbeitenden Muskeln zu spüren, denn wir können sie nicht kontrollieren, indem wir einfach hinschauen oder die Hand auflegen. Wir sind vielmehr gezwungen, genau in uns hineinzuhorchen. Das ist zwar anfangs für viele nicht ganz einfach, es lohnt sich aber immer!

Die unterste Beckenbodenschicht

Diese Beckenbodenschicht verläuft direkt unter der Hautoberfläche und besteht aus drei Muskeln: einem Muskelhaltekreuz, dem U-Muskel und dem Afterschließmuskel.

Das Muskelhaltekreuz besteht aus zwei Muskelsträngen, die von der unteren Innenkante des Schambeins nach hinten laufen und am Kreuzbeinende befestigt sind. Die Muskelstränge kreuzen sich zwischen Scheide und After. Dabei laufen die Muskelstränge nicht aneinander vorbei, sondern die Fasern mischen sich, so daß ein fester Kreuzpunkt entsteht. Im vorderen »V« des Kreuzes liegen Klitoris, Harnröhrenöffnung und Scheide, im hinteren »V« der After. Hinter dem After schließen sich die beiden Muskelstränge, um sich gemeinsam am Kreuzbein zu verankern, so daß sie – wenn man von unten draufschaut – aussehen wie eine »8«.

Medizinisch wird das Muskelhaltekreuz »Musculus pubococcygeus« genannt. Es gibt den beiden anderen Muskeln dieser Beckenbodenschicht Halt und unterstützt sie bei ihren Tätigkeiten.

Der U-Muskel verläuft – der Name verrät es schon – wie ein »U«. Auch er entspringt an der unteren seitlichen Innenkante des Schambeins und verläuft neben den Strängen des Haltekreuzes um die Scheide herum

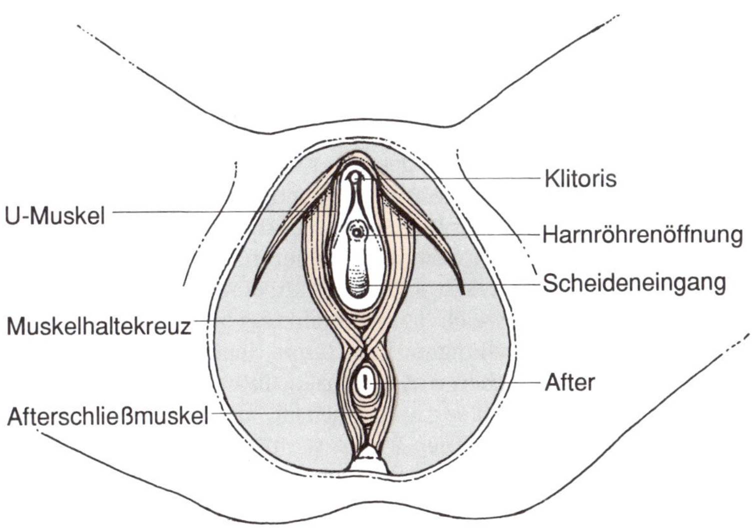

Abb. 2 Die unterste Beckenbodenschicht

und zurück zum Schambein. Zwischen Scheide und After vermischt er sich mit dem Haltekreuz. Seine Muskelfasern sind weich. Einige laufen in die unteren Scheidenwände hinein, einige zur Klitoris und andere zum Harnröhrenausgang. Sie unterstützen die Funktion des Harnröhrenschließmuskels. Müssen wir diesen wegen einer vollen Blase fest anspannen, geht dieser Impuls auch auf den U-Muskel über, und wir verkürzen das U ein bißchen. Der U-Muskel hilft mit, den Scheideneingang leicht geschlossen zu halten. Bei sexueller Erregung haben die Muskelfasern leicht aufrichtende (»erektile«) Eigenschaften. Dies verstärkt die Wahrnehmungsfähigkeit und läßt den Scheideneingang weicher und lockerer werden. Mediziner nennen den U-Muskel »Musculus bulbospongiosus«.

Der Afterschließmuskel besteht aus einem Bündel Ringmuskeln, die dicht unter der Hautoberfläche liegen und sich seitlich mit den Muskelfasern des Haltekreuzes vermischen. Seine Aufgabe ist natürlich der dichte Verschluß des Enddarms. Medizinisch wird er als »Musculus sphincter ani« bezeichnet.

U-Muskel und Afterschließmuskel sind beide mit ihren Muskelfasern direkt mit dem Haltekreuz verbunden, wodurch eine zusammenhängende Muskelschicht entsteht, die nicht einzeln benutzt werden kann. Spannen wir den U-Muskel an, so zieht dieser den Kreuzpunkt zwischen Scheide und After etwas nach vorne, denn hier mischen sich die Muskelfasern von Haltekreuz- und U-Muskel. Auch der Afterschließmuskel wird durch seine Verbindung zum Haltekreuz mit angespannt und leicht nach vorne gezogen. Umgekehrt fühlen wir, wie sich auch der U-Muskel mit anspannt, wenn wir den Afterschließmuskel zusammenziehen.

Diese unterste Beckenbodenschicht hat noch ein besonderes Merkmal, an dem wir sie wahrnehmen können: Sie kann für sich, ohne jeden anderen Muskel des Körpers, angespannt werden. Die Oberschenkel- und Gesäßmuskeln bleiben locker. Auch die Bauchmuskeln sind ganz entspannt, allerdings gelingt es meist erst mit etwas Übung, sie wirklich ganz in Ruhe zu lassen. Wer will, kann einfach mal probieren, wie sich dieses unterste Beckenbodenpaket anfühlt: Wir setzen uns auf einen Stuhl mit fester Sitzfläche entspannt hin, atmen weich in uns hinein und lassen beim Ausatmen Schultern und Arme locker hängen. Die Hände liegen entspannt auf den Oberschenkeln. Nun versuchen wir, die direkt unter der Hautoberfläche verlaufenden Muskeln, so sanft es nur möglich ist, »anzuticken«. Je sanfter dies gelingt, um so leichter erkennen wir, ob wir nur zwischen den Oberschenkeln etwas bewegt haben oder ob noch Oberschenkel- und Gesäßmuskeln mitmachen. Wir können diese unterste Beckenbodenschicht abwechselnd anspannen und lockerlassen und dabei genau darauf achten, daß sich sonst nirgendwo ein Muskel mitbewegt. Danach können wir die Muskeln auch langsam mehr anspannen. Horchen wir dabei gut in uns hinein, wird uns klar, daß wir den Afterschließmuskel und den U-Muskel benutzen. Konzentrieren wir uns auf den U-Muskel, spüren wir, daß er unter den großen Schamlippen verläuft, denn es kommt uns vor, als ob diese bei der Übung etwas »wippen«. Viele Frauen empfinden es auch so, als würden sie mit den Schamlippen »blinzeln«.

Die mittlere Beckenbodenschicht

Diese Muskelschicht liegt über der eben beschriebenen unteren Schicht, also zum Körperinneren hin, wobei die Muskelfasern von rechts nach links verlaufen. Sie besteht aus zwei Muskeln: einem oberflächlichen, querlaufenden Muskelstrang und einer tieferliegenden, ebenso querlaufenden Muskelplatte.

Der oberflächliche Muskel ist schwach und schmal. Er läuft von der Innenseite des Sitzbeinhöckers in den Muskelkreuzpunkt der untersten Beckenbodenschicht und wieder hinaus zum anderen Sitzbeinhöcker. Er hat lediglich eine stabilisierende Funktion. Sein medizinischer Name ist »Musculus transversus perinei superficialis«.

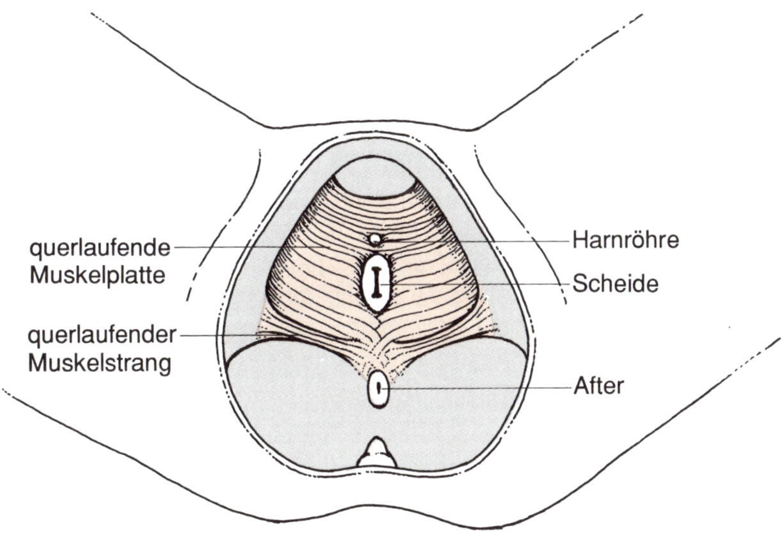

Abb. 3 Die mittlere Beckenbodenschicht

Die tieferliegende, querlaufende Muskelplatte besteht aus Muskelfasern, die von der rechten Innenseite des knöchernen Beckens quer hinüber zur linken Innenseite verlaufen. Sie beginnen etwas über dem oberflächlichen, querlaufenden Muskelstrang und liegen dicht an dicht bis zum Schambein, so daß diese Muskelplatte den Beckenausgang zu drei Vierteln abdeckt. Die hintersten und längsten Muskelfasern vermengen sich ebenfalls in dem Muskelkreuz zwischen Scheide und After, nur der After liegt frei. Die Muskelplatte ist von beiden Seiten in eine Schicht festen Bindegewebes eingebettet. Mediziner nennen diese Muskelplatte »Musculus transversus perinei profundus«.

Der Anteil an Muskelgewebe in dieser Muskelplatte ist je nach Geschlecht sehr unterschiedlich. Männer haben hier fast doppelt soviel Muskelgewebe wie Frauen. Zusätzlich wird diese Muskelplatte bei der Frau durch die quer zu den Muskelfasern durchtretende Scheide geschwächt. Hätten Frauen als mittlere Beckenbodenschicht eine so dicke und kräftige Muskelplatte wie Männer, würden ihre Kinder es während des Geburtsvorgangs sehr schwer haben, diesen Widerstand mit ihrem Köpfchen beiseite zu schieben.

Die Aufgabe dieses Muskels ist es, den knöchernden Beckenausgang seitlich zu verengen, wenn vom Bauchraum her Druck nach unten ausgeübt wird. Alle langen Muskelfasern ziehen sich zur Mitte hin zusammen, wenn sie angespannt werden. Sie bewegen dabei das knöcherne Skelett, ähnlich wie z. B. der Bizepsmuskel am Oberarm den Unterarm heranziehen kann. Genauso ziehen die Fasern der Muskelplatte beidseitig an den von der Schambeinbrücke bis zu den Sitzbeinhöckern laufenden knöchernen Teilen des Beckens, und sie ziehen sie zueinander. Wir spüren also ein Anspannen dieser Beckenbodenschicht, wenn die Sitzbeinhöcker fest zueinander gezogen und in dieser Position gehalten werden.

Anders als bei der untersten Beckenbodenschicht werden hier jedoch unweigerlich viele andere Muskeln, die die Muskelplatte bei ihrer Arbeit unterstützen, gleichzeitig mit angespannt. Deutlich spürbar ist z. B. die Mitarbeit der Gesäßmuskeln, aber auch die der Bauch- und Rückenmuskulatur.

Nun probieren wir das gleich mal aus: Wir setzen uns aufrecht auf einen Stuhl. Bitte kein weiches Polsterkissen unterlegen, da es darum geht, die Sitzbeinhöcker möglichst deutlich fühlen zu können. Erst müssen wir ganz locker sein und einen ruhigen Atemzug in uns hinein- und wieder hinauslaufen lassen. Am besten legen wir unsere Hände auf den Schoß, damit wir auch die Schultern schön entspannen können. Nun wackeln wir ein wenig mit dem Po auf dem Stuhl hin und her und nehmen dabei die Sitzbeinhöcker wahr. Ganz langsam wollen wir uns zu ihnen vortasten, um sie zusammenzuschieben. Nur wer in Zeitlupe arbeitet, kann merken, daß wir erst die unterste Beckenbodenschicht anheben müssen, bevor wir die Sitzbeinhöcker zueinander schieben können. Wenn sie sich dann zueinander hinbewegen, lohnt es sich herauszufinden, wieviel Kraft wir entwickeln können, um sie immer noch weiter zusammenzuschieben. Wenn wir jetzt auch noch versuchen, sie in dieser Haltung festzuhalten, kommt es uns vor, als würde unser Unterleib in einem Schraubstock stecken – so fest spannen wir dabei alle Muskeln an. Aber keine Bange: Mit zunehmender Übung verschwindet dieses Gefühl. Wenn wir nun langsam lockerlassen, spüren wir zum Schluß, wie sich die Sitzbeinhöcker von der Mitte her wieder aufstellen.

In dieser mittleren Beckenbodenschicht liegt bei vielen Frauen der indirekte Schwachpunkt. Da wir als Frauen hier nicht so viel Muskelgewebe besitzen, können wir auch nicht die gleiche Kraft zum Schutz unseres Beckenbodens entwickeln wie Männer. Das heißt, daß alle Tätigkeiten, bei denen vom Bauchraum her massiver Druck in den Beckenboden geleitet wird, für Frauen eher nachteilig sind, z. B. eine volle Schubkarre oder massive Möbel zu schieben oder schwere Gegenstände zu heben.

Immer dann, wenn der Bauchraum unter Druck gesetzt wird, schickt unser Körper einen reflexartigen Impuls in den Beckenboden. Die Reaktion ist aber bei vielen Frauen nur noch ein Hauch dessen, wozu wir eigentlich in der Lage wären, und auch diese schwache Reaktion gibt häufig gleich dem nach unten schiebenden Druck wieder nach. Ein Test zeigt, wie stark die Muskelplatte ist: Stellen wir uns vor, wir säßen auf einem Stuhl, und ein etwa dreijähriges Kind käme zu uns, stellte sich zwischen unsere Knie, und wir müßten es auf unseren Schoß heben. Seine Schultern befänden sich dabei etwas über unseren Knien, und es wäre etwa 15 Kilogramm schwer. Wenn wir diese Szene schauspielern, so stellen wir fest, daß sich unsere Sitzbeinhöcker in dem Moment, wo wir dem Kind unter die Achseln greifen und es anheben, unwillkürlich zusammenschieben. Halten wir das Kind in Gedanken jedoch noch ein paar Sekunden hoch, ohne es abzusetzen, so kann es sein, daß unser Beckenboden schon bei der Vorstellung dieser Szene dem Bauchraumdruck ausweicht. Dann fühlen wir uns im Becken nur noch weich, und eventuell spüren wir sogar einen leichten Druck in Richtung Stuhlsitz. In diesem Fall wäre ein Kraft- und Bewußtseinsaufbau im Beckenboden dringend angebracht.

Die innerste Beckenbodenschicht

Diese Muskelschicht ist die körperinnerste des gesamten Beckenbodenkomplexes. Die einzelnen Muskeln können wir beim An- und Entspannen nicht erfühlen, sondern allenfalls erahnen. Wir können aber wohl an uns erkennen, wenn sie tätig sind, denn keine andere Muskelgruppe hat einen so allumfassenden Einfluß auf unseren Körper.

Sie besteht aus zwei Muskelpaaren und einer fächerförmigen Muskelplatte. Ihre Aufgaben sind vielfältiger Art. Zum Beispiel bestimmt sie unsere Körperhaltung, denn mit dieser Muskelschicht verändern wir die Stellung des Beckens. Ob wir ein aufrechtes, straffes oder eher gebeugtes, schlappes Erscheinungsbild abgeben, ob wir uns weich zusammenkuscheln oder vor Empörung über uns hinauswachsen – all diese äußeren Eindrücke werden von der innersten Beckenbodenschicht dirigiert. Zwar bewegt sich unser ganzer Körper, wenn wir unser Erscheinungsbild verändern, der ausschlaggebende Impuls für die Bewegung kommt jedoch immer aus der Stellung und dem Spannungszustand des Beckens.

Unsere Körperhaltung hat vorrangig etwas mit unserer momentanen Verfassung zu tun. Neben den Bewegungen, die wir körperlich ausführen, spiegelt sich in unserem Erscheinungsbild vor allem unser seelisches Befinden. Der Beckenboden, seine Anspannung und seine Reaktionen, sind also eigentlich ein Spiegel unseres Selbstwertgefühls.

Die Muskelpaare der innersten Beckenbodenschicht kommen von der Innenseite des kleinen Beckens und laufen von dort durch Knochennischen nach außen. Sie sind am oberen Ende des Oberschenkelknochens befestigt.

Das knöchernde Becken besteht aus dem großen und dem kleinen Becken. Das »große Becken« nennt man die offen ausladenden Beckenschaufeln, die am Kreuzbein befestigt sind. Das »kleine Becken« ist der knöcherne Kreis unterhalb der Beckenschaufeln. Er besteht aus den Verlängerungen der Beckenschaufeln, die sich nach vorne runden und sich am Schambein treffen. Im Rücken wird das kleine Becken vom Kreuzbein geschlossen. Seitlich außen am knöchernen Becken liegen die Mulden für das Oberschenkelgelenk. Innen bildet es einen Kreis, und am Übergang vom großen zum kleinen Becken verläuft an der Innenseite eine markante, etwas vorstehende Rille. An dieser Rille ist das seitlich liegende Muskelpaar der innersten Bekkenbodenschicht, ein rechter und ein linker Muskel, befestigt. Die Muskelfasern bündeln sich nach hinten zu, wo sie flach anliegend durch die Knochennische das kleine Becken verlassen und zum Oberschenkelknochen hin verlaufen, wo sie befestigt sind. Mediziner nennen dieses Muskelpaar »Musculus obturator internus«.

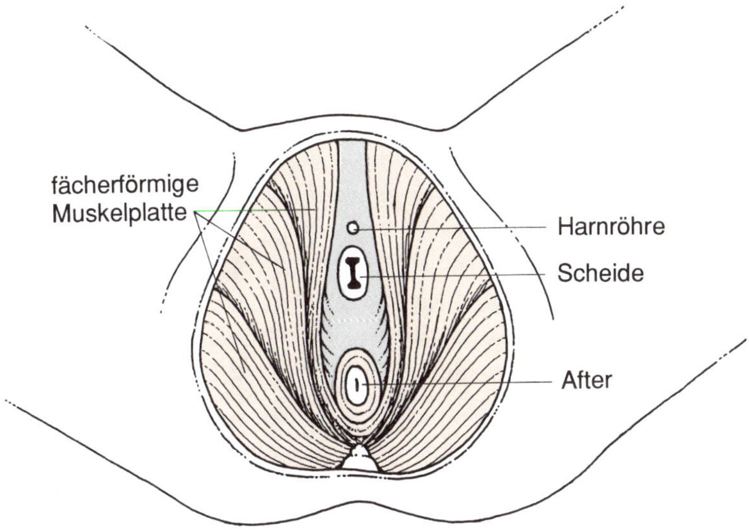

Abb. 4 Der innere Hauptmuskel (Musculus levator ani)

Beim hinteren Muskelpaar ist je ein Muskel rechts und links an der Innenseite des Kreuzbeines flach auseinandergezogen verankert. Auch diese Muskeln bündeln sich, wenn sie neben dem Kreuzbein das kleine Becken verlassen, und sie sind ebenfalls direkt unterhalb des Gelenks am Oberschenkelknochen befestigt. Mediziner nennen diese Muskeln den rechten und linken »Musculus piriformis«.

Beide Muskelpaare helfen beim seitlichen Verschieben des Beckens sowie beim Vor- und Zurückschwenken.

Der innerste Hauptmuskel ist der fächerförmig wirkende Muskel, der praktisch den ganzen Raum des kleinen Beckens nach oben abschließt. Die Muskelfasern kommen von der gleichen Knochenrille, an der auch das seitliche Muskelpaar verankert ist. Sie beginnen etwa auf der Höhe des Oberschenkelgelenks. Hier, an der Innenseite, setzen sie an, von den Seiten kommend und fast ineinander übergehend. Auch diese Muskelfasern bündeln sich zum Rücken hin, so daß der Muskel einem aufgeklappten Fächer vergleichbar ist.

Der kräftige Muskelstrang, der bis zum Rücken verläuft, ist am unteren Ende des Kreuzbeines befestigt. Er läuft zum Rücken hin leicht »bergab«, so daß alle Organe über ihm liegen. Besonders die Blase und indirekt die Gebärmutter ruhen auf ihm. Einige seiner Muskelfasern, die seitlich vom Schambein her kommen, schlingen sich um den Enddarm oberhalb des Afterschließmuskels und laufen in U-Form wieder zurück zum Schambein. Sie stützen und halten den Enddarm dort in einem für die Schließmuskeltätigkeit wichtigen Winkel.

Die in der Mitte verlaufenden Muskelfasern umfassen Scheide und Enddarm. Ein paar dieser Muskelfasern laufen vorne an der Innenseite des Schambeins hinunter und verlassen es erst dort, um den Haltekreuzmuskel der unteren Beckenbodenschicht zu bilden.

Bei allen Tieren, die einen Schwanz mit Wirbeln besitzen, gehen die Muskelfasern dieses innersten Beckenbodenmuskels die Schwanzwirbel entlang weiter bis zum Schwanzende. Wir Menschen haben ja »nur« noch den kleinen Schwanzfortsatz, das Steißbein, am Ende des Kreuzbeins. Wir sind uns seiner in keiner Weise bewußt, es sei denn, wir fallen unglücklich auf den Allerwertesten und treffen den Steiß. Dann wird uns allerdings klar, daß er gut mit Nerven versorgt ist – denn so ein Sturz ist sehr schmerzhaft. Es laufen aber auch bei uns ein paar »verkümmerte« Muskelfasern den Steiß herab, und einige Beckenbodenprofis behaupten, sie könnten mit dem Steißbein wackeln.

Wir wissen, daß die Schwanzhaltung des Tieres ein wichtiges Element seiner Körpersprache ist. Alle Bewegungen des Schwanzes werden direkt mit dem innersten Beckenbodenmuskel ausgeführt. Hier sehen wir die Verbindung zu uns Menschen, denn unsere Körperhaltung hat mit der der Tiere vieles gemeinsam. Hätten wir einen Wirbelschwanz, so würden wir ihn mit unserem innersten Beckenbodenmuskel bei Unsicherheit und Angst zwischen die Beine klemmen. Diese Stellung können wir leicht nachvollziehen, also ziehen wir unseren imaginären Schwanz jetzt einfach mal ein. Wir machen uns dabei kleiner und ziehen den Kopf dabei automatisch etwas zwischen die Schultern. Sollte uns ein Freund so sehen, würde er uns aufmunternd zurufen: »Kopf hoch!« Heben wir tatsächlich nur den Kopf an, verändert sich an unserer Körperhaltung und dem Gefühl, das uns diese Stellung vermittelt, gar nichts. Erst wenn wir zugleich auch unser Becken heben, verändern wir unser Erscheinungsbild und nehmen den positiven Einfluß auf unsere Stimmung wahr. Sind wir unruhig, so rutschen wir auf dem Stuhl hin und her oder treten von einem Fuß auf den anderen. Der Bekkenboden kann aber auch vor Freude hüpfen, so wie bei dem Kind, das uns entgegenspringt, oder dem Hund, dessen Schwanz Kreise schlägt.

Ist dieser innerste Beckenbodenmuskel angespannt, so steht unser ganzer Körper unter dementsprechend fester Muskelspannung, und zwar von Kopf bis Fuß. Ein weicher, entspannter innerster Beckenbodenmuskel gibt dem Körper hingegen den Impuls, überall lockerzulassen.

Die medizinische Bezeichnung des fächerförmigen »Schwanzmuskels« ist »Musculus levator ani«. »Levator« heißt »Heber«, und so bedeutet dieser Name wörtlich übersetzt »Afterheber«. Hier wird noch einmal die besondere Bedeutung seiner Stützfunktion für den unteren Enddarm klar. Bei Tieren, die im Vierfüßlerstand leben, ist dieser Muskel sicher nicht überbelastet. Durch unsere aufrechte Haltung hingegen ist er in seiner nach hinten absinkenden Anordnung leichter überdehnt, besonders wenn bei starkem und häufigem Pressen diese Neigung verstärkt und so seine Hebefunktion eingeschränkt wird.

Bewußtseinsübungen für den Beckenboden

Körperbewußtseinsübungen sind eine Art Selbstbeobachtung. Sie zeigen uns die Zusammengehörigkeit von Empfindungen und körperlichen Reaktionen, die ja auch wechselseitig ablaufen können. Daß unser Körper mit Seele und Geist eine Einheit bildet, können wir durch diese Übungen besser verstehen. Die ganzheitliche Medizin basiert auf dem Gesamtverständnis für diese Zusammenhänge, die in jedem Lebewesen vorhanden sind. Schon lange wissen wir, daß unser Körper von Energiebahnen durchzogen und mit Reflexpunkten verbunden ist, auf denen sich alle Körperbereiche wiederfinden. Bekannte Therapieverfahren, die sich dies zunutze machen, sind die Fußreflexzonenmassage oder die Ohr-Akupunktur.

Auch der Beckenboden hat in seinen Arbeitsbereichen Reflexpunkte. Werden uns diese Verbindungen bewußter, finden wir leichter zu einem Verständnis für den Gesamtzusammenhang zwischen dem Beckenboden und unserem Selbst.

Die unterste Beckenbodenschicht

U-Muskel und Blasenschließmuskel haben denselben Reflexpunkt. Er liegt mitten auf der Stirn, zwischen den Augenbrauen. Wenn wir die Augenbrauen zusammenziehen und auch noch die Stirn runzeln, bekommen wir einen ziemlich verkniffenen Blick. Genau so ein Gesicht machen die meisten Menschen, wenn ihre Blase voll und keine Toilette erreichbar ist. Konzentrieren wir uns auf das unangenehme Gefühl der vollen Blase, entsteht die Spannung um die Augen und auf der Stirn ganz von alleine. Sie weicht sofort einem angenehmen Glättegefühl, wenn wir eine Toilette gefunden haben und die Blase nun entleert ist.

Wir können uns den Zusammenhang zwischen diesem Reflexpunkt und der untersten Beckenbodenschicht am besten mit der »Insgeheim-Übung« verdeutlichen.

Die Insgeheim-Übung

Dabei konzentrieren wir uns auf den Reflexpunkt und ziehen die Augenbrauen abwechselnd zusammen und lassen wieder locker. Insgeheim beobachten wir währenddessen, ob wir spüren können, was der Beckenboden dabei macht: Wenn wir ganz genau in uns hineinfühlen, merken wir, daß sich da etwas mitbewegt. Für die Übung setzen wir uns aufrecht auf einen Stuhl, atmen weich in uns hinein und lassen beim Ausatmen Schultern und Arme locker. Jetzt kneifen wir beide Augen fest zu und öffnen dann nur eines zu einem Spalt, so daß wir ein leicht verschlagenes Gesicht machen, wie ein mißtrauischer Griesgram. »Insgeheim« ist die untere Beckenbodenschicht in Richtung Schambein nach vorne mit angespannt. Lassen wir die Spannung auf der Stirn und um die Augen los und schauen gelöst und heiter drein, ist »insgeheim« auch jegliche Spannung aus dem Beckenboden gewichen.

Diese Verbindung ist für die meisten Menschen sofort wahrnehmbar. Einige haben aber am Anfang Schwierigkeiten damit. Bei ihnen ist meist eine zu hohe Grundspannung im Beckenboden vorhanden. Vielleicht hilft es, anfangs mehrfach in sich hineinzuatmen und bewußt alles loszulassen.

Der Reflexpunkt des Afterschließmuskels liegt am entgegengesetzten Ende des Verdauungstraktes: in der Kehle. Diese Verbindung ist sehr gut wahrnehmbar. Wir sitzen wieder entspannt, aber aufrecht auf dem Stuhl und geben einem weichen Atemzug Raum, sich bis tief in den Bauch hinein in uns breitzumachen. Unseren Beckenboden lassen wir beim Ausatmen weich und locker stehen. Jetzt atmen wir kurz und kräftig ein und schließen dabei unseren Rachen, wobei wir mit Nachdruck »Krrrrr« sagen, als ob wir krächzen wollten. Auch dies ist eine »Insgeheim-Übung«, denn wir können beobachten, wie sich der After beim Krächzen fest zuschnürt. Nun machen wir gleich anschließend das Gegenteil und öffnen den Rachen so weit und rund wie möglich, indem wir eine melodisch tiefes »Oooooh« ertönen lassen. Und siehe da: Der Afterschließmuskel löst sich und wird weich.

Die mittlere Beckenbodenschicht

Die querlaufende Muskelplatte, die den knöchernen Beckenausgang bei Bauchdruck von den Seiten her verengt, hat ihren Reflexpunkt im Rücken. Er liegt zwischen den Schulterblättern, und zwar an deren unterem Ende, dort, wo meist der Büstenhalterverschluß sitzt. Um diesen Reflexpunkt in seinem Bezug zur querlaufenden Muskelplatte zu erfühlen, setzen wir uns wieder aufrecht auf einen Stuhl. Wir entspannen uns wie gewohnt durch einen ruhigen, in den Bauchraum fließenden Atemzug. Beim Ausatmen lassen wir die Schultern locker und die Arme schwer werden. Die Hände liegen auf dem Schoß und geben uns ein Gefühl von Faulheit, so, als ob sie auf keinen Fall etwas anfassen wollten. Im Schulterbereich sollte nichts mehr angespannt sein.

Nun rutschen wir kurz mit dem Po auf dem Stuhl hin und her, um die Sitzbeinhöcker zu lokalisieren. Dort wollen wir hin. Wir müssen zuerst die unterste Beckenbodenschicht anspannen, bevor wir die Sitzbeinhöcker kräftig zueinander schieben können. Auch wenn wir meinen, daß keine Steigerung mehr möglich sei, zwingen wir sie mit einem kräftigen Schubs noch mehr in die Mitte und halten sie dort fest. Der knöcherne Beckenausgang ist jetzt ganz fest zusammengeschoben und wir haben wieder das im vorigen Kapitel beschriebene »Schraubstockgefühl«. Aber das täuscht. Wir können trotz anhaltender Muskelkraft im Beckenboden weiter atmen, wenngleich anfangs vielleicht nur flach und nicht bis in den Bauch hinein. Wir können auch kurz das rechte und danach das linke Bein anheben und wieder aufsetzen oder unsere Arme hin- und herbewegen oder den Kopf in alle Richtungen schauen lassen. Eines aber können wir nicht: den Rücken rund machen. Der Rücken will unter dieser Beckenbodenspannung unbedingt ganz gerade bleiben. Erzwingen wir es, daß er sich nach vorne biegt und die Schultern sich runden, so wird der Reflexpunkt im Rücken gelockert und jegliche Spannung zwischen den Sitzbeinhöckern »fließt weg«.

Dabei offenbart sich ein besonders wichtiger Arbeitsgang des Bekkenbodens: Wenn wir die mittlere Beckenbodenschicht benutzen, weil vom Bauchraum her ein Druck auf sie ausgeübt wird, müssen wir einen geraden Rücken haben und diesen auch beibehalten, solange der Druck besteht. Das ist besonders wichtig, wenn wir z. B. eine Kiste heben oder schwere Taschen tragen.

Die Ziegelstein-Übung soll uns dies verdeutlichen. Auf dem Stuhl sitzend legen wir zwei aufeinanderliegende Ziegelsteine vor unsere Füße. Wer gut schauspielern kann, darf sich die Ziegelsteine auch nur vorstellen. Wir atmen wieder locker ein und aus und entspannen uns dabei. Nun öffnen wir die Knie leicht, damit wir mit den Händen die Ziegelsteine fassen können. Wir greifen sie von der Seite und schieben die Finger unter die Steine. In dem Moment, wo wir sie anheben, gerät unser Bauchraum durch das kräftige Anspannen der Bauchmuskeln unter Druck. Reflexartig ziehen wir die Sitzbeinhöcker zueinander. Nun halten wir die Ziegelsteine in einer Höhe von ca. 20 Zentimeter eine Minute lang. Da der Rücken rund ist und die Schultern nach vorne gezogen sind, ist der Reflexpunkt locker. Die Sitzbeinhöcker zeigen keine anhaltende Kraft, sondern wollen ständig auseinanderweichen.

Nun legen wir die Ziegelsteine auf unseren Schoß und wiederholen die Übung, fangen aber unbedingt wieder mit der Entspannungsatmung an. Diesmal ist unser Rücken gerade. Beim Anheben der Ziegelsteine schieben sich die Sitzbeinhöcker zueinander. Wenn wir die Last in 20 Zentimeter Höhe halten, bleibt diesmal die Spannung im mittleren Beckenbodenpaket erhalten, da auch der Reflexpunkt durch die aufgerichtete Haltung fest bleiben kann. Selbst wenn wir diese Übung nur in der Vorstellung vollzogen haben, hat unser Körper uns gezeigt, um wieviel effektiver der Krafteinsatz ist, wenn wir den Rücken gerade halten.

Eine andere einfache Übung ist **das »geschauspielerte Niesen«**. Frauen tendieren eher zu einer runden, offenen Körperhaltung, auch beim Niesen. Sie ziehen dabei Schultern und Kopf ein und drücken zusätzlich noch ihre Arme gegen den Körper. In dieser Haltung geben die Sitzbeinhökker beim Niesen nur einen schwachen Anspannungsimpuls, in manchen Fällen bleibt er sogar ganz aus. Statt dessen weichen sie auseinander, um so dem kurzen, scharfen Bauchraumdruck, der beim Niesen entsteht, freien Lauf zu lassen.

Nun probieren wir das »Niesen« mit geradem, aufrechtem Rücken. Der Kopf bleibt erhoben. Wenn unser herzhaftes »Hatschiiie« ertönt, führen wir die Hand schützend zu Nase und Mund, wobei wir dieses Mal den Rükken soweit wie möglich gerade lassen. Dabei läßt sich sehr gut beobachten, wie sich der Beckenboden im Moment des größten Bauchraumdruckes reflexartig anspannt. Wiederholen wir das »Niesen« und lassen nun jedoch die Hände weg, so daß der Rücken ganz gerade bleibt, können wir spüren, wie sich im Moment der Beckenbodenspannung auch der Reflexpunkt im Rük-

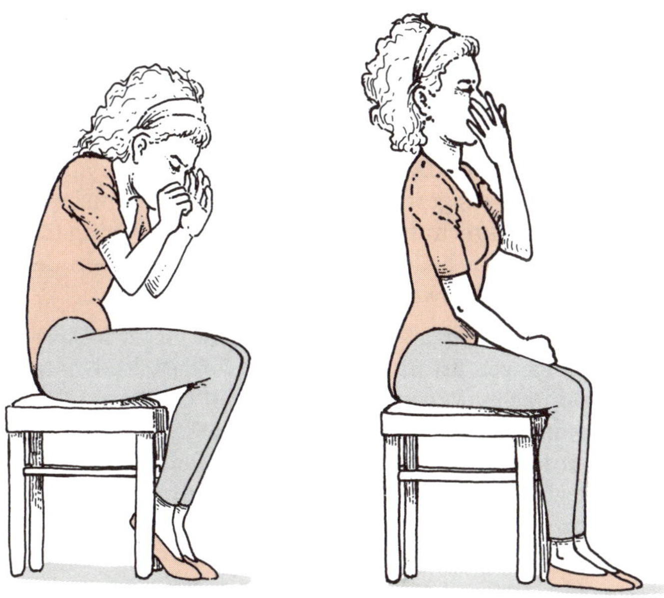

Abb. 5 Niesen in runder und aufrechter Haltung

ken zusammenzieht. Wenn wir nur die Oberschenkel zusammendrücken oder die Beine übereinander schlagen, um den unfreiwilligen Harnabgang zu verhindern, nützt das meist wenig, weil der Beckenboden dabei völlig entspannt bleiben kann.

Es ist eine traurige Tatsache, daß unsagbar viele Frauen beim Niesen oder Husten unter unfreiwilligem Harnabgang leiden. Mit der richtigen Körperhaltung würde bei den meisten das Problem trotz der Beckenbodenschwäche rasch verschwinden oder sich zumindest bessern.

Die innerste Beckenbodenschicht

Unser ganzer Körper kann unter dem Einfluß der innersten Bekkenbodenschicht absolut angespannt oder entspannt werden. Wir wollen deshalb den Einfluß dieser Muskelschicht an uns noch ein wenig genauer beobachten. Am besten geht das mit der »Känguruh-Übung«.

Die Känguruh-Übung

Das Känguruh hat im Vergleich zu seinem Körper einen sehr kräftigen Schwanz. Da es auf seinen Hinterläufen aufrecht steht, können wir uns einigermaßen gut in ein Känguruh hineinversetzen. Für die Übung müssen wir uns aufrecht hinstellen, und zwar so, daß wir mit den Fersen am Rand eines gedachten Podestes stehen. So kann unser Känguruhschwanz ungehindert herabbaumeln, ohne den Boden zu berühren. Nun konzentrieren wir uns auf das Gefühl des schwer hängenden Schwanzes. Er zieht ein wenig an unserem Rücken, so daß wir in den Knien etwas nachgeben. Schauspielern wir gut mit, so wird unser Becken am Schambein etwas aufgerichtet und zum Kreuzbein hin etwas gesenkt. Der innerste Hauptmuskel verläuft von vorne nach hinten senkrecht herab. Dies wäre genau richtig für einen baumelnden Schwanz, denn bei Tieren laufen ja die Muskeln des innersten Hauptmuskels bis zum Schwanzende.

Spätestens jetzt bemerken wir, wie sehr dieser lockere »Schwanzmuskel« unseren ganzen Körper weich und locker macht. Unsere Schultern haben sich leicht nach vorne gerundet, der Kopf ist ein wenig geneigt. Wir haben einen etwas müden, gelangweilten Gesichtsausdruck. So eine schlaksige Stellung würden wir normalerweise nie einnehmen – wir würden auf unsere Umgebung einen ziemlich wunderlichen Eindruck machen. Außerdem signalisieren wir in dieser Stellung Weichheit und Schwäche. Bekämen wir einen Stoß, könnten wir uns – so »latschig« stehend – kaum schützen.

Um diesen Eindruck zu verstärken, sagen wir noch einen Nonsense-Vers vor uns hin: »Wenn kalter Regen niederfließt, die Nachtigall im

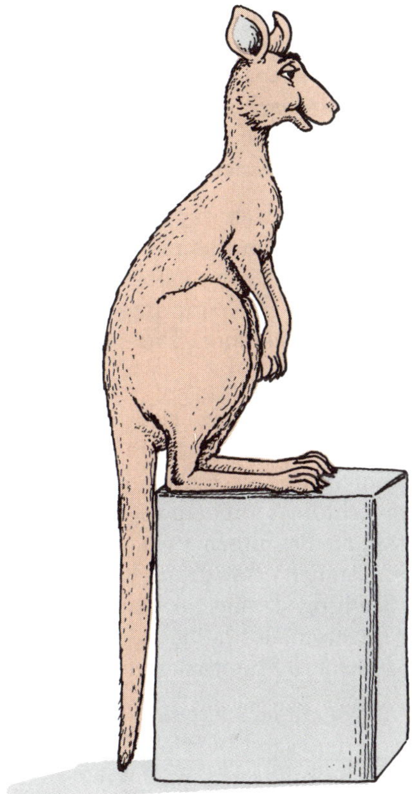

Abb. 6 Die Känguruh-Übung

Flieder niest.« Unser Mund läßt die Worte so lasch und langweilig heraus, daß wir unwillkürlich lächeln müssen. Sofort verändert sich alles. Beim Lächeln »baumelt« der innere Hauptmuskel nicht mehr, vielmehr hat sich unser Becken aufgerichtet und dadurch auch unseren restlichen Körper gestreckt. Bei Känguruhs wäre der Schwanz etwas hochgewippt.

Wir lassen ihn aber gleich wieder fallen, diesmal noch schwerer. Unser Gesichtsausdruck wird wieder gleichgültig. Nun lassen wir auch noch das Kinn sacken, so daß der Unterkiefer etwas herabhängt. Das macht den imaginären Schwanz noch schwerer. Diese Wechselwirkung können wir beliebig lange und mit wachsendem Effekt fortsetzen, denn der Unterkiefer bildet zusammen mit Zunge und Mund den Reflexpunkt zum innersten Beckenboden-Hauptmuskel. Wenn wir der in uns aufsteigenden Weichheit immer mehr nachgeben, zieht uns diese in die »extrem körperoffene Haltung«. Dabei sind die Knie leicht geknickt, der Rücken sanft gerundet, die Arme ein wenig gewinkelt, mit offenen, eher baumelnden Händen. Unser Gewicht liegt auf den Fersen. Wir wären jedem Angriff absolut ausgeliefert. Auch verbal könnten wir uns so niemals verteidigen. Wir sind ohne Selbstschutz, körperlich und seelisch geöffnet. So würden wir uns nur zeigen, wenn wir in einer vertrauten, sicheren Umgebung sind. Ist ein anderer Mensch zugegen, müßten wir uns seiner Liebe und seines Schutzes sicher sein.

Immer noch so in der extrem körperoffenen Haltung verharrend, lassen wir den Phantasieschwanz leicht hin- und herschwanken, um ihn dann in der Mitte festzuhalten. In dem Moment des Festhaltens ist es möglich, ein leichtes Anspannungsgefühl über dem Schambein und tief in den Leisten wahrzunehmen. Das ist das Gefühl für den innersten Hauptmuskel.

Den »Schwanz« richten wir nun langsam nach hinten auf, bis er schließlich in waagerechter Stellung gehalten wird. Unser Körper hat sich dabei sehr verändert. Unsere Beine sind gestreckt, die Knie durchgedrückt. Das Gewicht liegt auf dem vorderen Teil des Fußes. Der Rücken ist aufrecht und steif, die Schultern nach hinten gezogen. Der Kopf ist erhoben, und wir blicken ziemlich ernst drein, besonders der Unterkiefer ist wieder sehr fest. Diese Stellung strengt an, deshalb wiederholen wir unseren Reim: »Wenn kalter Regen niederfließt, die Nachtigall im Flieder niest.« Erleichtert lassen wir unseren Phantasieschwanz herabgleiten und entspannen uns.

Wie anders hat sich das Sprüchlein angehört! Wie anders haben wir uns in der »versteinerten« Haltung empfunden! Sie wird die »geschlossene Körperhaltung« genannt. Wir signalisieren unserer Umwelt damit, daß wir unnahbar sind und keinen Kontakt wünschen. Wir können so auch von uns selbst kaum etwas wahrnehmen. Leider haben sich viel zu viele Menschen diese geschlossene, abwehrende Haltung zueigen gemacht, mit der Folge, daß sie sich ständig verspannen und verkrampfen. Die körperlichen und seelischen Folgeerscheinungen können so stark sein, daß der Mensch erkrankt. Neben der Symptombehandlung kann hier auch eine Therapie helfen, die den Körper mit Bewußtseinsübungen wieder öffnet und zu erkennen hilft, wovor wir ihn verschließen. Solche Übungen sollten deshalb möglichst Teil einer ganzheitlichen Behandlung sein.

Eine geschlossene Körperhaltung wird oft schon im Kindesalter anerzogen: »Steh auf und wein nicht so laut, du gehst doch schon bald zur Schule!«, so ermahnen viele Mütter ihre Kinder. In der Schule müssen sie gerade sitzen und aufpassen und vor ihren Klassenkameraden einen möglichst »großartigen« Eindruck machen. So lernen sie – Jungen vielleicht noch mehr als Mädchen –, Gefühle und Bedürfnisse vor sich und anderen zu verbergen. Den tiefreichendsten Drill dieser Art bekommen junge Männer in der Armee. Erst nach drei Monaten solchen Trainings sind sie halbwegs fähig, mit dem Gewehr übend auf Pappkameraden zu schießen und dabei anscheinend unverändert fest an Körper, Seele und Geist zu bleiben.

Die innerste Beckenbodenschicht und ihr Reflexpunkt hat bei Frauen eine besondere sexuelle Bedeutung. Alle Sexualorgane (außer den Brüsten) liegen im Schoßbereich. Sie sind »eingepackt« zwischen dem innersten Hauptmuskel und dem Bauchfell, das den Bauchraum nach unten hin abdichtet. Hier liegen – ausgehend von der Vorstellung, daß die Lebensfunktionen auch durch Energieströme beeinflußt werden – zwei Energiezentren dicht beieinander. Das unterste, das »Wurzel-Chakra«, organisiert Lebensprozesse wie Arterhaltung, Überleben, Flucht und Kampf. Alle männlichen Sexualorgane liegen in diesem Energiezentrum. Bei der Frau sind die Beckenbodenmuskeln mit der durchtretenden Scheide im Wurzel-Chakra, ihre Sexualorgane jedoch schon im Bereich des unmittelbar darüber liegenden »Sakral-Chakra« lokalisiert. Dieses ist zuständig für Beziehungen, Lebensfreude, Nähe und Lust. Die Fülle an tiefgreifenden, sentimentalen Gefühlen, die uns Frauen im Gegensatz zu den Männern auf sexuellem Gebiet nachgesagt wird, hat hier ihren Ursprung.

Bei jeder sexuellen Aktion muß sich eine Frau absolut öffnen – ob sie einen Mann oder eine Frau liebt, ein Kind gebärt oder einen Säugling stillt. Ist es ihr nicht möglich sich zu öffnen, beeinträchtigt das ihre Sexualität erheblich, bis hin zu körperlichen und seelischen Schmerzen. Beim Geschlechtsverkehr reicht die Spannbreite vom Eintrittsschmerz bis hin zur Frigidität.

Da wir die extrem körperoffene Haltung normalerweise nur in vertrauter Umgebung und bei lieben, uns nahestehenden Personen zulassen, ist jede Krankenhausgeburt eigentlich eine Störung des normalen Geburtsvorganges. Darin liegt der Grund, daß Hausgeburten oft schneller und schmerzarmer verlaufen und meistens auch weniger Komplikationen auftreten.

Stillen kann eine Frau ebenfalls nur in der extrem körperoffenen Haltung. Nur so ist sie mit ihrem ganzen Sein geöffnet für das Kind. Nur so fließt die Milch dem Kind entgegen. Ist es der Frau nicht möglich, sich dem Kind zu öffnen, wird die Milch zurückgehalten. Die Frau bekommt dann leicht einen Milchstau und eventuell sogar eine Brustentzündung. Die behandelnden Ärzte müssen dann in erster Linie das Vertrauen der Mutter gewinnen, besonders auf menschlicher Basis, damit sie sich ihnen öffnet und damit auch dem Kind. Alle anderen medizinischen Versorgungen sind im Therapieerfolg zweitrangig.

Der Reflexpunkt des innersten Hauptmuskels ist der Unterkiefer. Auch er ist für die Sexualität der Frau wichtig. Empfindet sie sexuellen Ekel, weil sie z. B. im Menschengedränge von einem Mann belästigt wird, so spannt sie reflexartig ihren Unterkiefer an, ebenso die Halssehnen. Die Lippen sind hochgezogen und dadurch leicht geöffnet, so daß die aufeinander gedrückten Zähne sichtbar werden. Diese Mimik läßt sich auch bei Hunden beobachten. Nähert sich ein Rüde mit seinen stets abrufbereiten sexuellen Absichten einer Hündin, die nicht läufig ist, bellt sie den Rüden weg, die Zähne fletschend und nach ihm schnappend, ohne ihn jedoch zu verletzen. Die Rüden verstehen und gehorchen anstandlos – bei Männern ist das leider seltener der Fall.

Eine Frau mit gelöstem Unterkiefer und sanft geöffneten Lippen hat meist einen entspannten inneren Beckenboden-Hauptmuskel und damit auch ein liebesbereites Becken. Deswegen sind in Männermagazinen ab und zu keine drallen Brüste oder Pos abgebildet, sondern nur ein Frauengesicht, dessen lockerer Unterkiefer und geschürzte Lippen ein offenes Becken signalisieren.

Der Beckenboden in der Schwangerschaft und bei der Geburt

In der Schwangerschaft wird die Gebärmutter mit Mutterkuchen, Fruchtwasser und dem sich entwickelnden Kind vom knöchernen Becken getragen und von den Beckenbodenmuskeln gestützt. Beim Geburtsvorgang werden alle Beckenbodenmuskeln vom Kopf des Kindes vor den Beckenausgang geschoben und auseinander gedehnt. Die Harnröhre wird in die Länge gezogen, da die Blase über die Symphyse ausweichen muß. Der Enddarm wird flach und dünn auseinander gepreßt, der Afterschließmuskel so groß ausgestrichen, wie er sich sonst nie öffnen würde. Wenn weiches Gewebe derart auseinandergezerrt wird, verlieren wir meist das Gefühl für die einzelnen Gewebsteile – zu allumfassend ist die Körperöffnung auf dem Höhepunkt der Geburt.

Diese letzte Phase einer Geburt verläuft um so leichter, je besser eine Frau den Beckenboden entspannen kann. Das läßt sich schon während der Schwangerschaft gut üben, so daß die nötigen Reaktionen unter der Geburt dann fast reflexartig einsetzen. Alle Beckenbodenübungen sind deshalb ein ganz wichtiger Teil der Geburtsvorbereitung.

Darüber hinaus können wir in der Schwangerschaft einiges tun, um den Beckenboden nicht unnötig zu belasten. Wichtig ist z. B., daß wir uns von dem dicken Bauch nicht allzusehr ins Hohlkreuz ziehen lassen und ihn dadurch förmlich vor uns herschieben. Wenn wir diese Haltung imitieren, stehen wir mit steifen Beinen, festen Schultern und vorgestrecktem Bauch im Hohlkreuz. Nur die Bauchmuskeln sind entspannt. Der Beckeneingang steht jetzt praktisch in der Senkrechten und läßt somit die Gebärmutter mit dem Baby waagerecht aus uns herauswachsen. Die in dieser Haltung sowieso schon weichen Bauchmuskeln müssen das alles alleine stützen. Die Bänder werden dementsprechend überdehnt. Schmerzhafte Beschwerden in Leisten und Kreuzbein, später in Knie, Füßen und Schultern sind die Folge. Später resultiert daraus der für viele Schwangere so typische, leicht watschelige Gang. Dabei bekommt überdies das Kind wenig Bezug zur Mutter, weil sie es ständig nur vor sich herschiebt.

Um die wachsende Gebärmutter mit dem knöchernen Becken und nicht nur mit den Bauchmuskeln zu stützen, muß die Frau den schrägen Beckeneingang leicht aufrichten, indem sie den Rücken bewußt gerade macht und sehr aufrecht hält, als müßte sie erhobenen Hauptes ein Buch auf dem Kopf balancieren. Nun erst ist es möglich, das Körpergewicht gleichmäßig auf den Füßen zu verteilen, da die Knie nicht durchgedrückt sind, sondern leicht nachgeben. Die Po- und Bauchmuskeln sind leicht gespannt, so daß sie das Kind sanft in den Körper hineinzieht. Die Schultern sind entspannt, die Beine können sich frei von den Hüften her bewegen.

Diese Haltung sollten Schwangere so oft wie möglich bewußt einnehmen – beim Akten sortieren, Bücher einordnen, Staubwischen, Spazierengehen, Einkaufen. Der aufrechte weiche Gang wiegt das Baby im Becken und unterstützt eine für die Geburt optimale Lage des Kindes. Und schließlich hängt eine gleichmäßig und spontan verlaufende Geburt zu einem guten Teil von der Lage des Kindes mit ab.

Bewußtseinsübungen und Beckenbodengymnastik für die Geburtsvorbereitung

Neben den bereits geschilderten Bewußtseinsübungen (siehe Seite 30) gibt es noch ein paar andere, die vor allem in der Schwangerschaft sinnvoll sind. Bei der Gymnastik sollte der Beckenboden immer schrittweise von der untersten über die mittlere zur innersten Schicht hochgearbeitet werden.

Die Lage des Beckens können wir ertasten, wenn wir mit leicht angehockten Beinen auf dem Boden sitzen. Wir legen die Hand auf den Schambereich und fühlen dabei die unterste Beckenbodenschicht. Mit den Fingerspitzen tasten wir nach den Sitzbeinhöckern. So können wir uns auch die querlaufende Muskelplatte gut vorstellen. Der innerste Hauptmuskel kommt von der Höhe der oberen Kante des Schambeins und läuft zum Kreuzbeinende.

Die Eichhörnchen-Übung

Auf einem Stuhl sitzend »verzaubern« wir uns gedanklich in Eichhörnchen, die in einem nahegelegenen Wald leben. Es ist ein ruhiger Nachmittag, die Sonnenstrahlen fallen schräg durch die Zweige unserer Lieblingsbuche. Hoch und sicher sitzen wir dort dicht am Stamm auf einem besonders bequemen Ast und lassen uns von der Sonne wärmen. Unser schöner Eichhörnchenschwanz kann lang herabhängen, weil wir uns total entspannt etwas an den Stamm anlehnen. Dösig und genießerisch nehmen wir unseren vollen Bauch und eine angenehme Müdigkeit wahr.

In diese Idylle hinein ist – jetzt noch weit entfernt – Dackelgekläff zu vernehmen. Jeden Nachmittag kommt diese ärgerliche Störung: Ein Spaziergänger geht mit seinen Hunden auf dem nahen Weg vorbei. In dem Moment, wo das Gekläff hörbar wird, verändern wir sofort unsere Haltung. Unser Schwanz schießt in die für wachsame Eichhörnchen typische Position.

Wir richten uns dabei auf und schauen nach unten. Einer der Dackel hat uns jetzt gewittert und läuft zu unserer Buche. Sein scheußliches Gekläff lärmt den Stamm empor. Wir wissen, daß wir hier oben sicher sind und laufen nicht weg, aber wir sind höchst alarmiert. Unseren schönen Schwanz haben wir so am Rücken hochgezogen, daß sein wuscheliges Ende hoch über unseren Kopf ragt und vor Empörung zittert. Nun wird nach dem Hund gepfiffen, und er trollt sich folgsam davon. Wir entspannen uns wieder, der Schwanz senkt sich, aber er kann nicht sofort wieder in die total hängende Stellung finden.

Die Eisenbahn-Übung

Für diese Übung brauchen wir Hocker und einen Partner. Sind wir eine Gruppe, bilden wir mit den Hockern einen Kreis und sitzen hintereinander, als ob wir wie im Kindergarten »Eisenbahn« fahren wollten. Die Hocker müssen so dicht stehen, daß der Partner uns von hinten die Hand bequem auf den Reflexpunkt der mittleren Beckenbodenschicht zwischen den Schulterblättern legen kann. Das tut er jetzt jedoch erstmal noch nicht, sondern wir beginnen die Übung mit zwei entspannenden Atemzügen und schieben dann die Sitzbeinhöcker zueinander. Dabei können wir wieder spüren, wie die unterste Beckenbodenschicht unweigerlich angespannt und angehoben wird, bevor die Sitzbeinhöcker in Bewegung gesetzt werden können. Während wir die Spannung festhalten, legt der Partner hinter uns seine Hand

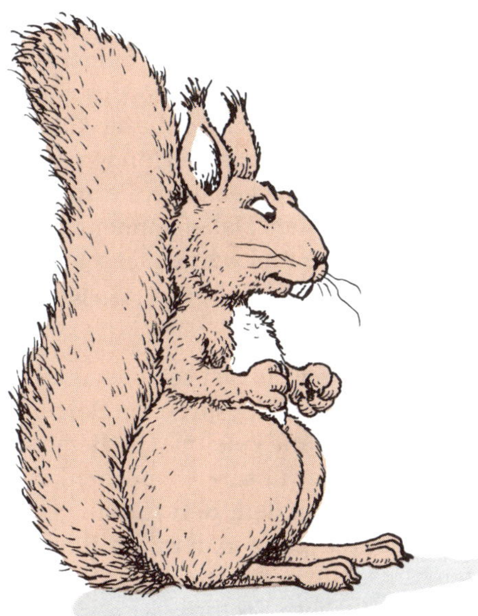

Abb. 7 Die Eichhörnchen-Übung

fest und sicher zwischen unsere Schulterblätter. Sofort empfinden wir einen schier unwiderstehlichen Impuls, die Sitzbeinhöcker locker zu lassen. Dem geben wir nach und horchen dabei in uns hinein. Die Hand des Partners bleibt liegen. Dieses Gefühl der ruhig liegenden Hand läßt uns spontan weich in sie hineinatmen. Der Beckenboden reagiert gleichzeitig mit zunehmender Entspannung, besonders in der mittleren Beckenbodenschicht. Wir spüren, wie angenehm es ist, sich in diesen immer weicher werdenden Beckenboden hineinzufühlen. Unser Partner kann uns dies noch verschönern, indem er den Reflexpunkt mit beiden Händen kreisend massiert. Zum Abschluß streicht er mit den Händen über den Rücken nach unten.

Dieses Handauflegen ist eine einfache und höchst wirksame Maßnahme, wenn eine Frau sich unter der Geburt verspannt. Mit der warmen und sicheren Hand des Partners oder der Hebamme im Rücken kann sie die mittlere Beckenbodenschicht leichter loslassen und damit dem Baby den Weg durch den Geburtskanal erleichtern.

Übungen in der halbhohen Rückenlage (Kreißbetthaltung)

Wenn wir bei einer Geburt halb aufgerichtet im Bett sitzen oder liegen, läßt uns das kaum Bewegungsspielraum und fördert eine passive Haltung, in der wir die Dinge mehr über uns ergehen lassen als sie aktiv mitzubestimmen. Die Bauchmuskeln verspannen sich bei den Wehen, Beine und Schultern folgen. Es ist die am wenigsten vorteilhafte Position für die Frau, aber die bequemste und dominanteste für den Geburtshelfer. Folglich finden über 90 Prozent aller Geburten in dieser Stellung statt!

Muß die Frau die Beine angehockt im Bett aufstellen, ist es ihr nicht möglich, den Beckenboden total zu entspannen. Dies läßt sich leicht nachvollziehen. Auch zu dieser Übung brauchen wir wieder einen Partner. Zuerst halten wir unsere Hände mit angehockten Beinen auf dem Boden sitzend von außen gegen die Knie und lassen diese dann schwer in die stützenden Hände fallen. Dabei können wir fühlen, wie der Beckenboden nachgibt. Ganz plötzlich und schnell lassen wir dann die Hände los. In dem Moment, wo die Stütze fortfällt, spannt sich der Beckenboden, um die Beine zu halten.

Zum Kontrast setzen wir uns nun in den Schoß eines Partners. Dieser sitzt selbst mit gespreizten Beinen auf dem Boden, den Rücken gut gepolstert an die Wand gelehnt. Die Beine sind um uns herum geführt, so daß sich die Füße unter unsere Oberschenkel schieben. So ungeeignet die halbhohe Rückenlage auf dem Bett für eine Geburt auch ist – eingekuschelt in einen Schoß ist das ganz anders. Im Rücken einen vertrauten Menschen zu spüren, unterstützt die Intimität der Geburt, sogar auf einem ganz normalen Kreißbett. Diese Stellung ist außerdem sicher die schönste Position, in der

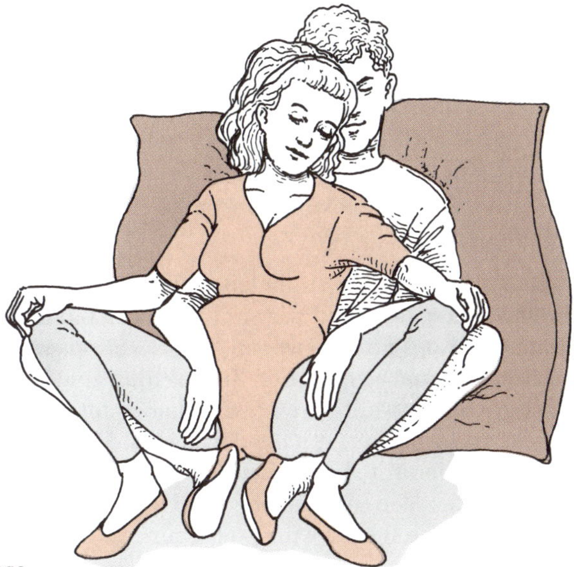

Abb. 8 Halbhohe Rückenlage

ein Mann Vater werden kann, denn er hat seine sich optimal geborgen fühlende Frau hautnah im Arm, und beide erleben gemeinsam und aus der gleichen Perspektive die ersten Momente mit dem Neugeborenen.

Wenn die Oberschenkel der Frau seitlich durch die Füße des Partners abgestützt sind, kann sie die aufgestellten Beine locker nach außen fallen lassen und dabei auch den Beckenboden gut entspannen. Eine angenehme zusätzliche Hilfe ist es, wenn der Partner in dieser Haltung mit den Händen fest über die Innenseite der Oberschenkel von der Leiste zum Knie hin streicht und danach sanft wieder zurück nach oben gleitet.

Die Auf-Atmung

Das Öffnen des Beckenbodens läßt sich gut mit der »Auf-Atmung« unterstützen, was während der Wehen eine besonders wichtige Hilfe ist. Dafür legen wir – eingekuschelt im Schoß des Partners sitzend – unsere Handflächen in Leistenhöhe an die Innenseite der Oberschenkel. Beim Einatmen lenken wir den Atemfluß zum Beckenboden und bewegen dabei die Hände leicht auseinander, so daß uns die Scheidenregion vergrößert erscheint. Beim Ausatmen stellen wir uns vor, die Luft würde durch die Scheide entweichen und lassen sie dabei weich und offen stehen.

Diese beckenbodenlockernde Atmung können wir noch verstärken, wenn wir beim Einatmen in Gedanken oder vor uns hin sehr gedehnt »Auf« sagen und bei der Ausatmung alle Reflexpunkte des Beckenbodens (siehe Seite 30 ff) bewußt locker lassen. Wir machen dann ein überaus gelangweiltes, ausdrucksloses Gesicht, der Mund steht etwas offen, weil der Unterkiefer entspannt nach unten hängt. Die Schultern lassen wir beim Ausatmen ebenso bewußt locker, so daß wir den Rücken weich und rund empfinden.

Da wir aber tunlichst nicht derart geöffnet und schutzlos herumlaufen sollten, schauen wir zum Abschluß mit den Augen zur Zimmerdecke, ohne den Kopf mitzubewegen. Dabei spüren wir, wie der U-Muskel leicht »mitmacht« und sich spannt. Jetzt schließen wir den Rachen, als ob wir leise »Rrrrrr« sagen wollten. Der After bekommt dabei sofort den Impuls »zuzumachen«. Daraufhin spitzen wir noch die Lippen und imitieren oder pfeifen eine Melodie. Mit dieser Reflexzonenarbeit machen wir uns noch einmal den Beckenboden in seinen drei Schichten bewußt, gleichzeitig bringen uns diese Übungen ins Hier und Jetzt zurück.

Übungen im Vierfüßlerstand

Im Vierfüßlerstand können wir besonders gut und bewußt mit dem Beckenboden arbeiten. Er ist allerdings nur dann über längere Zeit angenehm, wenn der Kopf nicht angehoben wird. Als erstes machen wir die »Auf-Atmung« (siehe oben) mit leicht hängendem Kopf. Wenn der Beckenboden ganz locker ist, heben wir den Kopf und sagen das heutige Datum. Sofort spüren wir, wie sich der Beckenboden schon beim Heben des Kopfes anspannt, was sich durch das Sprechen noch verstärkt. Dies liegt daran, daß – solange wir den Kopf gerade oder leicht gesenkt halten – wir uns in der extrem offenen Körperhaltung befinden. Der stark angehobene, leicht zurückgebogene Kopf gehört jedoch zur geschlossenen Körperhaltung. Es treffen also zwei Extreme aufeinander, was uns diese Haltung auch als besonders unangenehm empfinden läßt.

Wie oft aber erwarten Hebammen oder Ärzte im Kreißsaal von einer Gebärenden im Vierfüßlerstand, daß sie zu ihnen aufschaut und ihre Fragen beantwortet! Mit dieser Übung wird uns bewußt, wie hinderlich sich das auf die Geburt auswirkt. Geburtshelfer und -begleiter sollten sich deshalb immer zu einer Frau hinabhocken, wenn diese im Vierfüßlerstand kniet, um zu vermeiden, daß sie ihren Beckenboden anspannt.

Enorm beckenbodenentspannend ist es, wenn die Stirn von der Hand des Partners gehalten wird, und zwar so, daß der Kopf schwer und leicht hängend in der Hand aufliegt. Den Kopf von einem vertrauten Menschen gehalten zu fühlen, vermittelt immer eine intime zwischenmenschliche Sicherheit.

Im Vierfüßlerstand kann unser Partner besonders gut fühlen, welche Veränderungen von außen am Beckenausgang wahrzunehmen sind. Während wir im Vierfüßlerstand knien, hockt unser Partner seitlich neben uns und hält eine Hand leicht über die Sitzbeinhöcker. Bei der »Auf-Atmung« können wir besonders gut in diese Hand hinein atmen. Dann spannen wir zuerst die unterste Beckenbodenschicht an, wobei wir die Kraft langsam steigern. In der Hand ist dabei kaum etwas zu spüren, auf keinen Fall sollten Gesäßmuskeln oder Sitzbeinhöcker schon mitarbeiten. Erst dann schieben wir die Sitzbeinhöcker mit der mittleren Beckenbodenschicht zueinander, was die aufliegende Hand nun genau wahrnehmen kann. Gleichzeitig heben wir den Kopf an, damit wir den Reflexpunkt im Rücken besser festhalten können. Anschließend entspannen wir uns wohlig.

Der Beckenboden in der Seitlage

In der Schwangerschaft und während der Geburt können Frauen sich wunderbar von hinten an den Mann herankuscheln. Am besten liegt er dabei etwas niedriger, so daß die Frau ihren Oberschenkel auf seine Taille legen und ihren Fuß auf seinem Oberschenkel ruhen lassen kann. Noch bequemer wird es, wenn die Frau ihre Hüfte ein wenig nach hinten schiebt, so daß der dicke Bauch gut auf der Unterlage ruhen kann. Damit der Busen nicht gedrückt wird, legt sie den oberen Arm ebenfalls auf dem Mann ab. Beide brauchen natürlich ein bequemes Kopfkissen.

In dieser Haltung können wir die bereits beschriebenen Beckenbodenübungen wie gewohnt ausführen. Bei der »Auf-Atmung« halten wir nach dem Einatmen die Luft ca. fünf Sekunden lang an. In dieser Zeit können wir das offene Becken besonders bewußt wahrnehmen. Alle Reflexpunkte sind währenddessen absolut locker.

In der Seitlage können wir unseren Beckenausgang selbst erweitern, indem wir hinter den obenliegenden Sitzbeinhöcker fassen und ihn synchron mit der Atempause anheben. Wenn wir gespürt haben, wie uns dies öffnet, werden wir diesen »Trick« eventuell auch unter einer Geburt anwenden wollen. Oft bringt das den entscheidenden kindlichen Rutsch zum Beckenausgang.

Bei einer in Seitlage gebärende Frau sollte der Rücken immer gerade verlaufen und sich nicht etwa durch ein angehobenes Bettoberteil seitlich krümmen. Dabei müßten die Muskelfasern der Gebärmutter »um die Ecke« arbeiten und bewirkten dann einen ungleichen Zug am Muttermund. Sehr angenehm für die Frau ist es, wenn ihr oben liegendes Bein während ei-

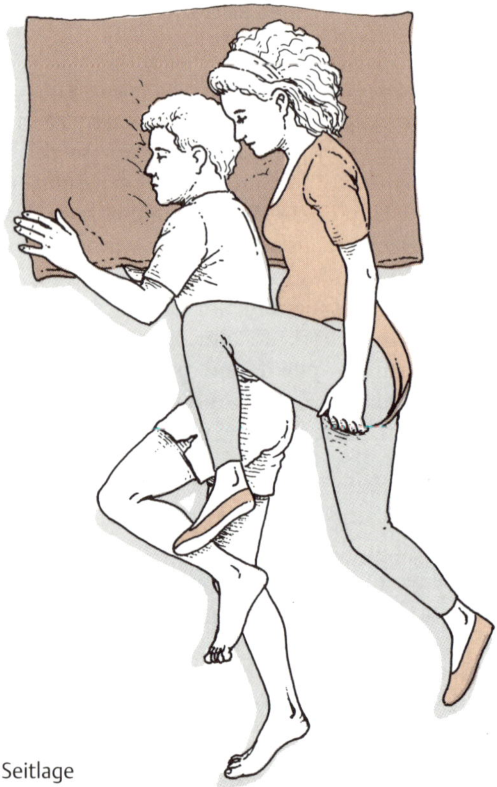

Abb. 9 Seitlage

ner Wehe vom Partner oder von der Hebamme locker getragen wird und nicht etwa fest auf einem Beinhalter plaziert ist. Die tragenden Hände können jede Spontanbewegung in der Wehenarbeit mitmachen, und die Frau empfindet eine intensive Zuwendung.

Beckenbodenschutz in der Schwangerschaft

Im Verlauf des monatlichen Zyklus unterliegen Frauen dem ständig wechselnden Einfluß ihrer Hormone. Da sich der monatliche Zyklus in der fruchtbaren Lebensphase 300- bis 400mal wiederholt, finden Frauen durch diese Regelmäßigkeit zu einem individuellen Selbstbild. Sie erkennen ihren Körper mit seinen Veränderungen wieder, wenn sie die jeweilige Zeit des Zyklus durchleben. Hierzu gehört in den letzten Tagen vor Einsetzen der Menstruation meist ein unterschiedlich starkes Schweregefühl im Genitalbereich und die Beobachtung vieler Frauen, daß sie ein leicht gesteigertes Bedürfnis verspüren, ihre Blase zu entleeren.

Das dafür mitverantwortliche Hormon heißt Relaxin. Es vermindert den Muskeltonus im Becken und hat die Aufgabe, die Gebärmuttermuskeln weich und nachgiebig zu machen. Bei einer Schwangerschaft soll sich das befruchtete Ei gut in die Gebärmutterwand einnnisten und dann von innen her den Gebärmuttermuskel während seiner Entwicklung gut auseinanderschieben können. Tritt keine Schwangerschaft ein, steigt mit Beginn der Regelblutung die Östrogenproduktion, was wiederum die Muskelspannung fördert. Der Relaxingehalt sinkt, und so verschwinden die Symptome schnell wieder. Wird die Frau jedoch schwanger, so bleibt der Östrogenspiegel niedrig, und die Wirkung des Relaxins hält an.

Aber bei weitem nicht jede Frau spürt das auffällig deutlich. Auch die sich vergrößernde Gebärmutter setzt die Blase leicht unter Druck, und so ist es völlig normal, wenn in den ersten zwei bis drei Monaten der Harndrang etwas stärker ist als sonst.

Eine echte Blasenschwäche oder Inkontinenz begünstigen vor allem folgende Faktoren:

- eine ererbte Konstitution von recht weichem, eher nachgiebigem Gewebe,
- ein durch frühere Geburten geschwächter Beckenboden,
- ständige Überlastung durch körperliche Arbeit oder häufiges Tragen von Kindern oder schweren Lasten,
- ein chronischer Husten,
- häufige oder chronische Blasen- und Nierenentzündungen,
- zu frühe und/oder pedantische Reinlichkeitserziehung, die häufig eine Reizblase oder verborgene Streßinkontinenz nach sich zieht. In diese Kategorie gehören auch eine überstrenge, mit vielen Verboten behaftete Sexualerziehung und sexueller Mißbrauch.

Nicht selten treffen bei Frauen mit Inkontinenzbeschwerden mehrere Punkte zugleich zu.

Eine anhaltend kräftigende, aufbauende Beckenbodengymnastik ist in der Schwangerschaft nicht ratsam, weil sie die Beckenregion enorm aktiviert und möglicherweise Wehen auslösen kann. Die Inkontinenz bessert sich oft im vierten bis sechsten Monat und verstärkt sich wiederum zum Geburtstermin hin. Dies liegt dann an den zusätzlich entspannenden Hormonen der Spätschwangerschaft und dem stauenden und drückenden Effekt des kindlichen Kopfes. Wird die Blasenschwäche in der Frühschwangerschaft durch gezielte Information und geeignete gymnastische Übungen gebessert, haben die Frauen meist auch gegen Ende der Schwangerschaft keine Probleme.

Eine nachhaltige Beckenbodenschwächung erfahren Frauen, bei denen die Gebärmutter nach hinten geknickt (»retroflexiert«) ist. Einige bringen diese »Anomalie« schon mit auf die Welt. Verbreiteter ist es jedoch, daß die Gebärmutter nach einer Geburt im Verlauf der Rückbildung nicht wieder in ihre alte, nach vorne geneigte (»anteflexierte«) Lage findet, sondern nach hinten abknickt. Dies ist oft Folge von falscher Wochenbettgymnastik (siehe Seite 69).

Wird bei Schwangerschaftsbeginn eine retroflexierte Gebärmutter festgestellt, und ist es eine erste Schwangerschaft, steigt die Gefahr für eine Fehlgeburt. Die Gebärmutter sitzt bei diesen Frauen zwischen Scheidenwand und Mastdarm so fest, daß sie sich nicht leicht nach oben und aus dem Becken herausheben kann. Ist die Gebärmutter erst nach der Geburt eines Kindes in diese Stellung geraten, ist sie meist beweglich und richtet sich durch das Wachstum des Kindes von selbst auf, oder der Frauenarzt hilft durch manuelles Aufrichten etwas nach.

Wenn sich eine Gebärmutter in der retroflexierten Lage vergrößert, entsteht im Becken ein wachsender Druck, der sich besonders auf die Beckenbodenmuskeln auswirkt. Die Frau fühlt den zunehmenden, schweren und stauenden Druck nach unten. Sie hat oft auch Stuhlgangprobleme, und häufig entwickeln sich Hämorrhoiden. Dieser Zustand ist natürlich sehr beckenbodenschwächend und sollte, wenn irgend möglich, behandelt werden. Zwei gymnastische Übungen sind hier sehr wirksam: die »halbe Kerze« und die »Vier-Viertel-Takt-Übung«.

Die halbe Kerze

Bei allen Kerzeübungen, die wir bei Beckenbodenproblemen empfehlen, ist es besonders wichtig, sorgfältig und richtig in die Haltung zu gehen bzw. sie genauso behutsam wieder aufzulösen. Falsch ausgeführt wür-

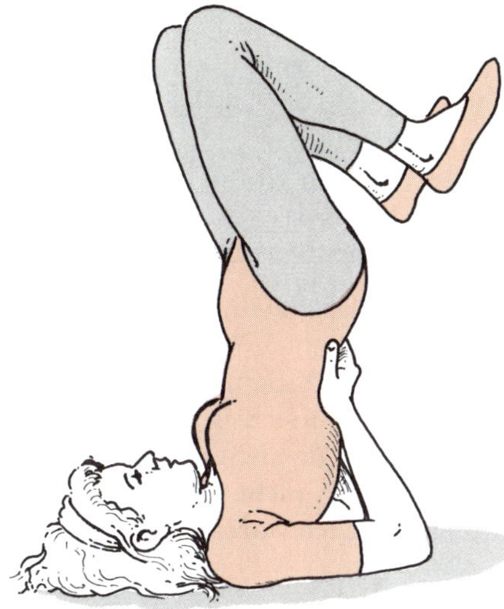

Abb. 10 Die halbe Kerze

de der in den Beckenboden schiebende Bauchraumdruck jedesmal so stark sein, daß die Übung eher schadet als nützt.

Wir kauern uns auf einer weichen, aber nicht federnden Unterlage zusammen und umfassen unsere dicht an den Körper gezogenen Beine. Nun spannen wir die unterste Beckenbodenschicht an und schieben die Sitzbeinhöcker zueinander. Die unterste Beckenbodenschicht lenken wir zum Schambein hin, als ob wir sie ganz dahinter verstecken wollten. Dann legen wir die Hände leicht an die Seite, damit wir uns mit festgehaltenen Sitzbeinhöckern und weiterhin in zusammengekauerter Stellung mit etwas Schwung nach hinten rollen können. Unser Po kommt dadurch leicht vom Boden hoch, und wir stützen die Hüften sofort von hinten mit den Händen ab. Der Rücken ist noch rund, die Knie befinden sich über den Augenhöhlen. Jetzt heben wir die Knie fest zusammengedrückt zur Zimmerdecke, lassen die Fersen aber noch an den Oberschenkeln. Die Unterschenkel hängen also. Wir halten die halbe Kerze so hoch wie möglich 5 bis 15 Sekunden lang. Der Beckenboden bleibt die ganze Zeit angespannt! Zum Entspannen senken wir die Knie wieder über die Augenhöhlen. Der Beckenboden darf jetzt weich und locker sein. Danach noch zweimal die Knie wieder zur Decke hochschieben und wieder entspannen. Bevor wir uns aus der Kerze abrollen, drehen wir unsere Hüften seitlich. Nun kommen wir auf die führende Hüfte herunter und setzen uns mit seitlich eingeschlagenen Beinen hin.

Danach drehen wir uns weiter in den Vierfüßlerstand und setzen die Füße auf, so daß wir, die Beine streckend, eine große Brücke machen. Hier spannen wir wieder das unterste Beckenbodenpaket fest an, schieben die Sitzbeinhöcker zueinander und heben uns – etwas seitlich geneigt – aufrollend in den Stand. Vor dem Hochkommen sollten Frauen, die diese Übung zur Korrektur einer abgeknickten Gebärmutter machen, erst einmal im Vierfüßlerstand oder in Seitlage mit erhöhtem Becken ausruhen.

Diese Übung ist für Ungeübte anfangs vielleicht zu anstrengend, und Kerzeübungen können unter Umständen auch die Halswirbel belasten. Frauen, die häufig unter Migräne oder einem hohen Blutdruck leiden, sollten deshalb vorsichtig beginnen, um beobachten zu können, ob sich die kopflastige Haltung nicht negativ auswirkt. Kerzeübungen sollten deshalb auch grundsätzlich nicht mit übertriebenem Ehrgeiz geturnt werden. Zwei- bis dreimal täglich wäre für sportungewohnte Frauen genug.

Die Vier-Viertel-Takt-Übung

Während dieser Übung bleiben wir die ganze Zeit im Vierfüßlerstand. Die Knie sind eine Handbreit auseinander, die Unterarme ruhen auf dem Boden und der Kopf locker auf den Händen. Das Gesäß ist der höchste Punkt des Körpers. Nun nehmen wir alle verfügbare Kraft im Beckenboden, lenken sie zum rechten Sitzbeinhöcker und ballen sie um diesen herum, um mit ihm das Becken nur von einer Seite zu schließen. Diese Spannung halten wir etwa drei Sekunden lang und lassen sie dann »herausfallen«. Gleich darauf sammeln wir die Kraft um den linken Sitzbeinhöcker, halten sie auch dort drei Sekunden lang fest und lassen dann locker. Direkt anschließend schieben wir die Sitzbeinhöcker konzentriert und kräftig zueinander, runden den Rücken dabei und ziehen den gesamten Beckenboden tief in uns hinein. Wir versuchen, ihn bis zur innersten Schicht in uns hochzusaugen,

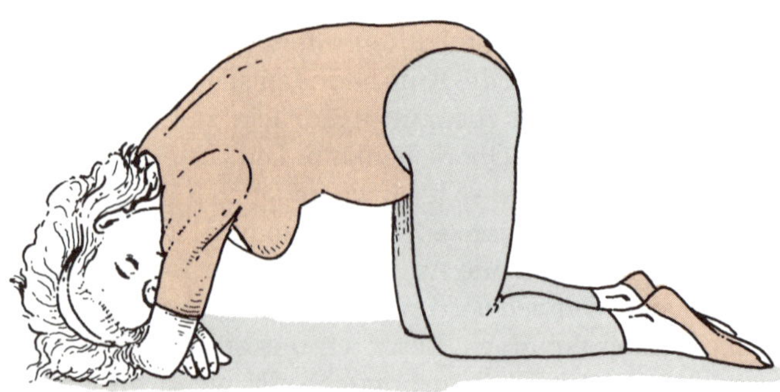

Abb. 11 Die Vier-Viertel-Takt-Übung

als ob wir eine ängstliche Hündin wären, die den Schwanz nach vorne einzieht. Dieses Einsaugen bekommt die doppelte Zeit wie das Anspannen der Sitzbeinhöcker, also sechs Sekunden. Danach lassen wir alle Spannung wieder heraus.

Die Übung läßt sich besonders gut zu einem einfachen Kinderlied im Vier-Viertel-Takt machen, z. B. »Es tanzt ein Bi-ba-butzemann...»:

Es tanzt ein Bi-ba-butzemann	Beckenboden um rechten Sitzbeinhöcker ballen – loslassen
in unserm Kreis herum, wiedebumm	Beckenboden um linken Sitzbeinhöcker ballen – lockerlassen;
es tanzt ein Bi-ba-butzemann	beide Sitzbeinhöcker zusammenschieben – runder Rücken
in unserm Kreis herum	Beckenboden einsaugen, halten – lockerlassen;
er rüttelt sich, er schüttelt sich	Beckenboden um rechten Sitzbeinhöcker – lockerlassen,
er wirft sein Säcklein hinter sich	Beckenboden um linken Sitzbeinhöcker – lockerlassen,
es tanzt ein Bi-ba-butzemann	beide Sitzbeinhöcker zusammenschieben – runder Rücken,
in unserm Kreis herum, wiedebumm	einsaugen, halten – lockerlassen.

Diese Übung strengt mehr an, als die meisten vermuten! Wir machen sie anfangs einmal täglich und steigern dann nach ein paar Tagen auf dreimal täglich.

Übungen bei »frühem Tiefstand« des Kindes

Ein »früher Tiefstand« besagt, daß das Köpfchen des Kindes unangebracht früh tief im Becken sitzt, also etwa in der 25. bis 27. Schwangerschaftswoche. Frauen fühlen dann eine Schwere im Becken, klagen über Schmerzen im Genitalbereich, die meist nicht übermäßig stark sind, aber oft schrill, wie »Elektroschocks«, auftreten. Oft liegt das Kind in Steißlage, so daß der kleine Spitzpopo auf den eventuell weichen Muttermund einer Frau, die bereits mehrere Kinder geboren hat, drückt und dadurch wehenanregend wirkt. Eingeschlagene Beinchen können durch ihre Bewegungen für einen Teil dieser stechenden Schmerzen verantwortlich sein.

Begibt sich die Schwangere in eine wirklich beckenentlastende Stellung, wie z. B. den Vierfüßlerstand, sind die Beschwerden meist sofort behoben. Hat sie die Möglichkeit, ca. eine Woche lang, jeder Haushalts- und Familienpflicht entbunden, abwechselnd in Seitlage, Vierfüßlerstand oder einer entlastenden Kauerstellung (die wir gleich näher beschreiben) zu ruhen, ist der »frühe Tiefstand« oft behoben, und der Kopf des Kindes bleibt über dem Beckeneingang. Manchmal hilft auch schon ein Wochenende in diesen Positionen.

In unserer Gesellschaft wird es allerdings zunehmend schwieriger, eine Haushalthilfe oder eine Krankschreibung wegen eines »frühen Tiefstandes« zu bekommen. Dabei würde genau dies eher Kosten sparen als verursachen. Denn die Gefahr vorzeitiger Wehen und die tatsächliche Schwächung des Beckenbodens bei anhaltendem Tiefstand des Babys kosten die Krankenkassen viel mehr Geld. Das Leid und die erhebliche Belastung, die auf eine Familie zukommen, in der eine Mutter – womöglich mehrerer kleiner Kinder – aufgrund vorzeitiger Wehen plötzlich ins Krankenhaus muß, ist für viele Partnerschaften und deren Kinder um ein Vielfaches schlimmer als die einwöchige Pause mit einer Hilfe. Dies um so mehr, wenn tatsächlich eine Frühgeburt eintritt und die Mutter auch noch tägliche Besuche auf der Frühgeborenenstation bewältigen muß. Ihren geschwächten Beckenboden kann sie in solch einer Lebensphase erst recht nicht beachten, geschweigedenn behandeln. Die rechtzeitige Ruhigstellung und Entlastung ist deshalb immer vorzuziehen.

Die »entlastende Kauerstellung« kann dabei besonders unterstützend wirken: Wir kauern uns im Vierfüßlerstand hin, am besten auf einer weichen Unterlage, z. B. im Bett. Die Knie sind recht weit auseinandergespreizt, der Oberkörper wird von den Armen gestützt, wobei die Ellenbogen nach außen zeigen. Der Kopf ruht auf den Händen oder Fingerspitzen. Unter den Schienbeinen und Füßen liegt eine aufgerollte Wolldecke (Daunendecken sind zu dick), so daß die Füße etwas darüber hinausragen und nach unten hängen. Zusätzliche kleine Kissen machen das ganze noch be-

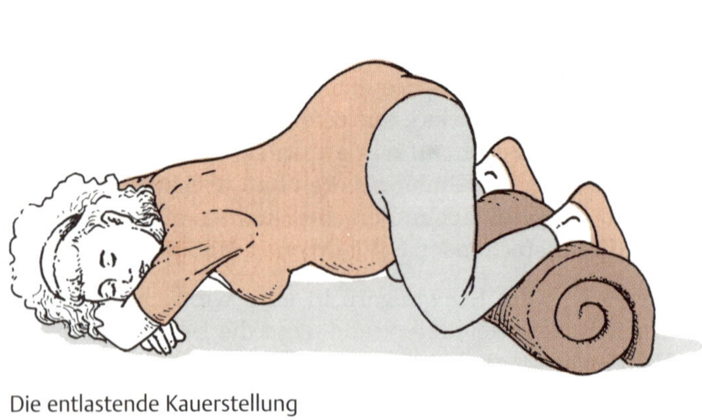

Abb. 12 Die entlastende Kauerstellung

quemer. Diese Stellung empfiehlt sich auch unter den Wehen, da das Becken dabei besonders gut entspannt werden kann. Wir können diese Kauerstellung so lange einnehmen, wie es uns angenehm ist – bei manchen genügen fünf Minuten, andere halten dabei sogar ein Mittagsschläfchen.

Beckenbodenschutz unter der Geburt

Kleine Geburtskliniken sind unrentabel, und so sind diese Einrichtungen in den letzten 10 bis 15 Jahren mehr und mehr verschwunden. Die Entbindungsstationen der meist zentralen Krankenhäuser haben in der Regel die geringstmögliche Zahl an Hebammen eingestellt. Dies hat zur Folge, daß die Kreißsäle generell äußerst knapp mit Hebammen besetzt und diese oft gezwungen sind, Überstunden zu leisten.

Hieraus ergibt sich, daß ein Kreißsaal heute meist alles andere als eine ruhige, menschliche, Vertrauen ausstrahlende Krankenhausabteilung ist. Er ist ein eher geschäftiger, unruhiger Ort, an dem alles superbeflissen, supergenau und supersicher abläuft. Die Entbindungsstationen sind hervorragend mit technischen Überwachungs- und Versorgungsgeräten ausgestattet. Auf Informationsabenden betonen die Ärzte oft, daß Petzibälle, große Matratzen und Gebärhocker vorhanden sind und vielleicht auch, daß sich einige Hebammen oder Ärzte in Homöopathie oder Akupunktur auskennen. Das wichtigste und vorrangigste Bedürfnis einer Frau wird jedoch nur selten befriedigt: Sie hat selten die Möglichkeit, die sie unter der Geburt betreuende Hebamme vorher kennenzulernen, eventuell lösen sich aufgrund des Schichtdienstes während der Geburt zwei bis vier Hebammen in der Betreuung ab, und da keine die genaue Stunde der Niederkunft kennt, bleibt bis zuletzt auch unklar, wer dann gerade Dienst haben wird.

Eine vertraute Person, die die Verantwortung und Fürsorge während der ganzen Entbindung durchgehend übernimmt, ist jedoch viel, viel wichtiger als alle technischen Hilfsmittel – nur haben das leider erst wenige Chefärzte begriffen, und die wenigsten Frauen sind sich dessen bewußt und fordern danach. Ein gutes Vertrauensverhältnis zwischen Hebamme und Gebärender wirkt sich immer förderlich auf die Geburt aus. Der Frau fällt es um so leichter, den Beckenboden zu entspannen und damit dem Baby den Weg »freizumachen«.

Während der Preßphase wird der Beckenboden bis zum Zerreißen gedehnt. Da scheint es wie ein Wunder, daß – wenn auch scheinbar ohne Kraft und bewußte Kontrolle – die Frau ca. zwei Stunden nach der Geburt spontan urinieren kann. Der weiche, lockere, hochsensible Beckenbereich mit der Leere des Bauches und der instabilen Leichtigkeit des plötzlichen Gewichtsverlustes ist unvergeßlich. Ein Gefühlsgemisch von körperlichen und seelischen Extremen.

Hat die Frau jede Phase bewußt als »ihre« Geburt erlebt, als Wechselspiel von Wehengeschehen und reagierenden spontaner Atmung und Bewegung, erfüllt sie danach ein triumphales Hochgefühl. Wir können in aller Ursprünglichkeit nichts Größeres vollbringen, als ein Kind als Teil unseres Körpers auszutragen und uns dann, in der Urmacht des Geschehens, dem schmerzhaften Drängen des kindlichen Kopfes zu öffnen. Ein Teil unserer Seele möchte an dem Zustand des tiefsten Zusammengehörens festhalten. Unterstützt durch die Beschwerlichkeit der letzten Schwangerschaftswochen siegt dann aber unser Verlangen, das Kind mit allen Sinnen – Sehen, Riechen, Hören, Fühlen, Schmecken – auf andere Weise wieder in uns aufzunehmen.

Dieserart einem Kind »das Leben schenken« ist leider weit von der Realität in unseren Kreißsälen entfernt. Zu häufig wird die Preßphase von den Geburtshelfern so geleitet, daß eine Frau weder auf ihren Körper horchen noch den Beckenboden entspannen kann. Es werden Kommandos erteilt, und die Frau hat absoluten Gehorsam zu leisten. Ihr wird befohlen: »Luft holen! Luft halten! Augen zu! Mund zu! Kinn auf die Brust!« Wenn sie diesen Kommandos gehorcht, sind ihre Beckenbodenmuskeln allesamt angespannt. Gegen diese völlig verspannten Muskelschichten soll die Frau nun: »Pressen! Pressen! Mehr! Noch lä-ä-änger pressen!« Schreit sie vor Frust, Schmerz und instinktiver Auflehnung, wird angeordnet, gegen diesen Schmerz anzudrücken, härter, länger – und somit in einen immer verspannteren Beckenboden.

Diese Tortur ist unwürdig für Mutter und Kind und geistig wie körperlich verletzend. Diese Art der Geburtsleitung ist immer beckenbodenschädigend, und dies ist seit langem bekannt. Daß die Nervenversorgung des Beckenbodens bei zu starkem und zu lange anhaltendem Pressen tatsächlich so geschädigt werden kann, daß daraus eine dauerhafte Minderaktivierung (»partielle Denervation«) des Beckenbodens resultiert, ist wissenschaftlich belegt. Eine vollkommene Regeneration ist hier oft nicht mehr möglich.

Geburtshelfer wissen, daß die Preßwehe nicht nur einen anhaltenden Höhepunkt hat, wie die Eröffnungswehen. Vielmehr ballt sich die Gebärmutter zweimal, vielleicht sogar dreimal innerhalb einer Wehe für jeweils etwa fünf Sekunden. Anschließend bleibt der Gebärmuttermuskel noch einmal ca. fünf Sekunden lang fest, ohne daß ein Druckimpuls besteht. Danach ballt sie sich erneut und schiebt das Kind massiv in den Geburtskanal, wiederum ca. fünf Sekunden lang.

Kann eine Frau dabei die Beckenbodenmuskeln entspannen, obwohl der Kopf des Kindes diese auseinanderdehnt, ist die Verletzungsmöglichkeit sehr gering. Besonders wenn die Mutter ihrem Körper auf seine Signale folgen darf, denn dann wird sie kaum über ein ihr angepaßtes Maß an Kraft hinausgehen, wenn sie sich dem Impuls des Druckreflexes hingibt. Ein nur ungefähr fünf Sekunden anhaltender Ballungsdruck ist eine für Kind und Mutter gleichermaßen natürliche Belastung, die keine Schäden hinterläßt. Die Preßphase ist dann insgesamt nicht länger, oft scheint sie sogar kürzer, weil die Frau keinerlei Zwang verspürt und keinen ihr wesensfremden Anforderungen genügen muß. Außerdem kann der Damm optimal ausstreichen, und ein Schnitt ist seltener nötig.

Es ist traurig, daß die meisten Geburtshelfer nie einer Geburt beigewohnt haben, in der die Frau dieserart unterstützt wurde, sich dem Kind zu öffnen. Wo ihr Mut zum Geschehen und zum Freilassen gemacht wird, wo die Unterstützung darin besteht, sie mit ihrem Körper arbeiten zu lassen, den natürlichen Druck der Gebärmutter anzunehmen und zu begleiten, das Kind hinauszuatmen. Daß sich eine solche Geburtsführung trotz der großen Vorteile für Mutter und Kind nicht in größerem Umfang durchgesetzt hat, liegt unter anderem daran, daß die Geburtshelfer dabei ihre Dominanz verlieren würden. Es mag hart klingen, dies so frei auszusprechen, aber ein großer Teil der Geburtshelfer liebt diesen Beruf eben wegen dieser Dominanz. Es vermittelt ihnen Macht und Hochgefühl, daß sie es ermöglicht haben, dem Kind auf die Welt zu verhelfen, und nicht etwa die Mutter. Sie hat nur getan, was der Geburtshelfer ihr vorgegeben hat. Nicht sie empfängt und holt sich selbst ihr Kind, sondern die Hebamme oder der Arzt haben die Geburt gemeistert und überreichen ihr das »Produkt« – das Baby –, und die meisten Mütter fühlen sich dabei noch zu großem Dank verpflichtet. Das Kreißsaalteam ist's zufrieden.

Hier bestätigt sich die alte Weisheit, daß wir sehr viel mehr lernen, wenn wir – statt voranzustreben – einige Schritte zurückweichen. Aus einiger Entfernung haben wir einen größeren Blickwinkel und erkennen unsere Aufgabe eher als Teil eines Ganzen. Indem wir die Eigendominanz etwas zurücknehmen, können wir unser Leben oft wertvoller gestalten. Für Geburtshelfer wäre dies besonders segensreich. Das fachliche Können eines Chefarztes, der einer Entbindungsstation vorsteht, darf man voraussetzen. Von seinen menschlichen Fähigkeiten her sollte er jedoch auch die Gabe haben, eine Frau in seinen Armen zu wiegen, wenn die Geburtsbetreuung dies erfordert.

Der Beckenboden in den ersten Monaten nach der Geburt

In den ersten Monaten nach der Geburt eines Kindes bedarf der Beckenboden besonderer Pflege und besonderen Schutzes. Das beginnt unmittelbar nach der Entbindung und ist mit dem Abstillen noch lange nicht vorbei.

Beckenbodenprobleme nach der Geburt

Ein häufiges, wenngleich meist bald behobenes Problem nach der Geburt ist die Unfähigkeit, spontan zu urinieren. Wie ausgeprägt die Schwierigkeiten sind, hängt sehr von der Betreuung unter der Geburt ab. Wird bei einer Frau während der Wehen darauf geachtet, daß sie die Blase regelmäßig entleert, und unterstützen Ärzte und Hebammen eine aktive Geburt mit häufigem Stellungswechsel, so können die meisten Frauen anschließend problemlos zur Toilette. Viele Ärzte und Hebammen katheterisieren jedoch viel zu schnell unter der Geburt. Wenn dabei vom Kindsköpfchen Druck im Becken besteht, ist eine leichte Verletzung der Harnröhrenwand praktisch unvermeidlich, was zu Brennen beim Wasserlassen und Harnverhalt führen kann. Die frisch entbundene Frau empfindet ein generelles Wundheitsgefühl und kann nicht genau definieren, wo sie etwas mehr schmerzt als es sollte. Harnröhrenentzündungen im Wochenbett und danach sind oft die Folge von wiederholtem Katheterisieren unter oder kurz nach der Geburt. Geburten, bei denen der Blasengrund und die Harnröhre verletzt werden, sind glücklicherweise sehr selten. Hier bedarf es natürlich besonderer Pflege und eventuell vorübergehend eines Dauerkatheters. Daß bei diesen Frauen dem Beckenboden nach der Genesung besondere Beachtung gebührt, wird leider oft nicht genügend bedacht.

Frauen, die sich dem Kind öffnen können und ein gutes Beckenbodenbewußtsein besitzen, ist es oft noch während der Preßphase möglich, in einer Wehenpause die Blase zu entleeren. Sie haben fast nie Schwierigkeiten, ca. zwei Stunden nach der Geburt spontan Wasser zu lassen.

Ein Harnverhalt ist an sich nicht beckenbodenbelastend, gewiß aber letztlich eine Mitursache für eine Inkontinenz. Wir wissen heute, daß es nur einer einmaligen Überdehnung des Blasenmuskels bedarf, um hier eine möglicherweise bleibende Schwäche zu verursachen. Bei einer zusätzlichen Beckenbodenschwäche verstärkt sich das Problem.

Eine ebenfalls recht häufige Schwierigkeit ist die starke Gebärmuttersenkung im Wochenbett. Ist in den ersten Stunden nach der Geburt der Muttermund dicht hinter dem Scheidenausgang sichtbar, sollte dies zwar beobachtet, aber nicht überbewertet werden. Es gibt leider Geburtshelfer, die beim Vernähen einer Scheiden-Damm-Verletzung der Mutter mitteilen, daß sie wohl durch die Geburt eine starke Senkung erlitten habe. Dies bewahrheitet sich glücklicherweise nur selten. Diese Art unbedachter Bemerkung verkehrt bei der Mutter jedoch ihre Triumphgefühle über die erfolgreiche Entbindung in eine schwelende Angst, nunmehr für alle Zeit in ihrer Weiblichkeit verletzt und verbraucht zu sein.

Ernstzunehmen ist jedoch ein Druck des Muttermundes im Scheideneingang und ein Abwärtsdrücken der Gebärmutter, das der Frau klar signalisiert, daß im Becken etwas herabdrängt. Selten erscheint dies in den ersten Tagen nach der Geburt. Die Gebärmutter ist dann noch so groß, daß sie über dem Beckeneingang gehalten wird. Um den vierten Wochenbett-Tag herum ist sie dann so zurückgebildet, daß sie leicht tief in das Becken hinunterrutschen kann. Mütter werden zu dieser Zeit aus dem Krankenhaus entlassen, und für viele Frauen bedeutet das, die häuslichen und mütterlichen Pflichten wieder aufnehmen zu müssen.

Wenn Wöchnerinnen solche Beschwerden haben, liegt das in erster Linie an einer Gewebserweichung und Überdehnung. Trotzdem tritt auch hier normalerweise ein Kräftigungsprozeß ein, wenn sich die Mutter genügend schont und weiß, wie sie sich beckenbodenentlastend verhalten kann. Nachteilig ist jede Gymnastik, die den Bauchraum unter Druck setzt und den Körper dabei in die gerundete Haltung bringt, ebenso das Tragen von Kleinkindern und zu langes Aufstehen.

Immer wieder erfahre ich von Frauen, daß schon im Wochenbett als Gebärmutterstütze ein Pessar eingesetzt wurde (siehe Seite 104). Dies ist eigentlich nicht nötig und sollte wegen des Wochenflusses und des Drucks, den das Pessar auf die empfindlichen Gewebe ausübt, unterbleiben. Meist läßt die Frau dann überdies ihren Beckenboden erst recht weit und locker, um sich das Tragen des Pessars erträglicher zu machen. Es wäre viel erfolgreicher, diese Frauen genau über diese Nachteile aufzuklären, damit ihnen klar wird, wie rigoros sie sich an die beckenbodenschützenden Verhaltensmaßregeln (siehe Seite 109) halten müssen. Am wichtigsten – aber oft auch am schwierigsten – ist es, die Frau von jeglicher Hausarbeit freizustellen, und zwar mindestens für eine Woche. Danach kann sie dann – je nach Befinden – leichte, kurzfristige Tätigkeiten wieder aufnehmen.

Jede körperoffene Haltung, in der das Becken nicht entlastet ist, muß vermieden werden. Stillen sollten Frauen, bei denen eine Senkung besteht oder droht, nur auf der Seite liegend, da das Stillen selbst den Körper öffnet und dies auch soll. Säße die Mutter in der typischen Stillhaltung, würde sie dabei jedesmal den Senkungsimpuls unterstützen. Sitzen sollte sie möglichst wenig. Bei den Mahlzeiten am Tisch kann sie einen Keil auf den Stuhl legen, so daß das Becken leicht nach vorne gekippt ist. Günstig ist es, häufig auf der Seite zu liegen, und zwar mit erhöhtem Becken. Einmal stündlich sollte sie eine leichte Beckenbodengymnastik ausführen (siehe Seite 71 ff), weitere wichtige Übungen sind die »Baumstamm-« (siehe Seite 78) und die »Vier-Viertel-Takt-Übung« (siehe Seite 50). Ist die Frau ansonsten körperlich fit, ist nach jedem Toilettenbesuch die »halbe Kerze« (siehe Seite 48) ratsam. Beim Aufstehen aus dem Bett sollte sie sich über den Vierfüßlerstand hinausrollen, da das Aufstehen aus der tiefen Hocke immer einen besonderen Druck auf den Beckenboden ausübt.

Besonders beckenbodenbelastend wäre in dieser Zeit ein chronischer Husten oder harter Stuhlgang. Wie wir den Beckenboden beim Niesen und Husten schützen können, steht auf Seite 33. Um das Pressen bei hartem Stuhlgang zu vermeiden, ist gegebenenfalls ein kleines Klistier angebracht. Ballaststoffreiche Kost und viel Flüssigkeit sorgen für eine zügige Verdauung.

Den stärksten Druck auf die Beckenorgane übt jedoch folgende, *absolut verbotene* Bewegung aus: Die Mutter sitzt in einem weichen, nach hinten absinkenden Sessel und steht mit dem Kind im Arm auf. Dieser unbedachte, heftige Abwärtsdruck kann in der ersten Zeit die Senkung wieder um etliches verschlimmern. Die »Aufsteh-Übung« (siehe Seite 72) ist mit einem Baby im Arm selbst Frauen mit besten Beckenbodenvoraussetzungen nicht möglich.

Es lohnt sich, diese Verhaltensregeln in den ersten Tagen nach der Geburt strikt einzuhalten, bis das akute Senkungsgefühl nachläßt. Häufig ziehen sich dann auch die meisten Senkungen, bei denen sich der Muttermund im Scheideneingang befunden hatte, schnell hoch. Ein bleibender Erfolg hängt aber sehr davon ab, ob sich die Frau auch danach noch an diese Regeln hält.

Eine Schwäche der vorderen Scheidenwand kommt im Wochenbett sehr häufig vor, besonders wenn es sich schon um das zweite oder dritte Baby handelt. Ein Vorfall der vorderen Scheidenwand ist im Wochenbett jedoch äußerst selten. Dabei wölbt sich die Scheidenwand aus dem Scheidenausgang heraus. So ein Vorfall kann sich aus einer Scheidenwandschwäche entwickeln, wenn diese nicht richtig behandelt worden ist. Da die Harnröhre in engem Kontakt mit der vorderen Scheidenwand aufsteigt, ist bei einer weichen vorderen Scheidenwand auch immer die Harnröhre und eventuell ein Teil der Blase selbst mit in die hängende Lage gezogen.

Mit einer vorderen Scheidenwandschwäche verbindet sich häufig ein klaffender Scheideneingang, in dem die nach unten gewölbte Scheidenwand gut sichtbar ist. Mütter, die dies zum ersten Mal mit einem Spiegel an sich beobachten, sind entsetzt und dadurch sehr motiviert, dies wieder zu ändern. Bei dieser Schwäche sind alle Beckenbodenschichten betroffen. Wenn sie nicht gezielt behandelt wird, kann sich in den kommenden Wochen, Monaten und Jahren eine leichte bis schwere Inkontinenz entwickeln. Übungen sollten insbesondere die unterste vordere Beckenbodenschicht betonen, da diese die Scheidenöffnung und den Blasenschließmuskel mitaktiviert. Neben den allgemeinen Verhaltensregeln bei Beckenbodenbeschwerden (siehe Seite 109) sind insbesondere folgende Übungen hilfreich:

Die Käpt'n-Hook-Übung:

Kapitän Hook ist ein Seeräuber in Walt Disneys Märchenwelt. Peter Pan und seine Freundin, die Elfe Glöckchen, geraten durch ihn in viele gefährliche Situationen. Käpt'n Hook hat auf einem Auge eine schwarze Augenklappe, und mit dem anderen Auge blickt er immer bitterböse. Statt seiner rechten Hand, die er im Kampf verloren hat, trägt er einen großen Eisenhaken als Prothese.

Für die Übung knien wir uns auf den Boden. Mütter nehmen diese Stellung oft ein, vor allem, wenn sie neben dem Säugling noch ein Kleinkind haben. Wenn wir auf unseren untergeschlagenen Beinen sitzen, hat der Beckenboden zwischen den Unterschenkeln Raum, locker nachzugeben. Dies fühlt sich natürlich angenehm an, ist jedoch für Frauen mit Beckenbodenbeschwerden nachteilig. Stellen wir im Hocken die Füße auf die Zehen, ist die Stellung zwar nicht mehr ganz so angenehm, der Beckenboden hat aber einen guten Tonus. Wenn wir also mit Kindern auf dem Boden spielen, Wäsche legen oder das Baby wickeln, sollten die Füße immer aufgestellt bleiben, denn dann bleibt bei allen Bewegungen eine gewisse Spannung im Beckenboden.

Nun geht es ans Turnen. Wir hocken also auf den Knien, der Po ruht auf den Fersen, die Zehen sind aufgestellt. Mit dem Oberkörper richten wir uns auf den Knien gerade auf und schieben die Hüfte etwas vor. Das übt besonders auf den vorderen Beckenbodenbereich Zug aus. Der U-Muskel der unteren Beckenbodenschicht ist gut wahrnehmbar, und so können wir gezielt mehr Kraft in ihn hineinschicken. Ertasten wir die obere Kante des Schambeines, ist die Vorstellung leichter, an der Innenseite die Muskelfasern des U-Muskels hochzuziehen. Der Reflexpunkt des U- und Blasenschließmuskels liegt zwischen den Augenbrauen (siehe Seite 30). Damit können wir gleich noch mehr Kraft gezielt dorthin schicken.

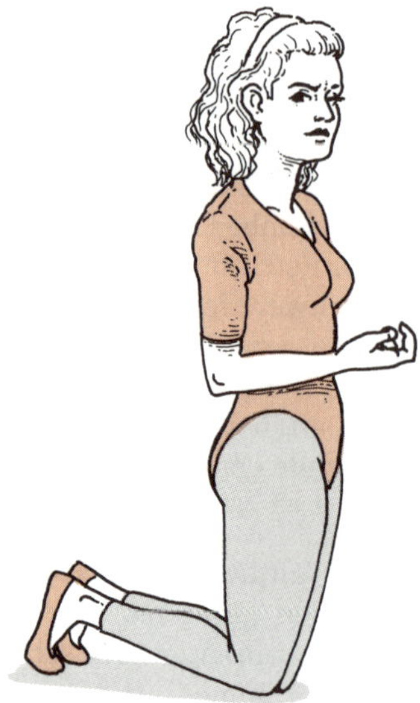

Abb. 13 Die Käpt'n-Hook-Übung

Vorher lockern wir uns aber leicht, indem wir unsere Hüfte etwas zurücknehmen. Dann sagen wir laut (oder in Gedanken): »Käpt'n Hook!« und schnellen dabei die Hüfte fest vor. Ein Auge kneifen wir dabei zu, mit dem anderen schauen wir bitterböse und drohend – eben wie besagter Kapitän. Unsere rechte Hand ballen wir gleichzeitig zur Faust und werfen sie nach vorne, der hochstehende Zeigefinger imitiert den Eisenhaken. Die Spannung im untersten vorderen Beckenboden, die wir unter den großen Schamlippen zum Schambein hin fühlen, konzentrieren wir im Wort »Hook«. Mit aller Kraft halten wir sie unvermindert fest, solange es nur geht. Wenn sie schwindet, lassen wir die Hüfte zurückgleiten, entspannen dabei den Beckenboden, atmen ein paar Züge, als ob wir Anlauf nehmen wollten und schnellen dann mit dem »Käpt'n-Hook!«-Ruf wieder vor. Diesmal schicken wir unsere Kraft noch direkter und ein bißchen stärker in den vorderen Beckenbodenbereich und arbeiten eisern daran, die Spannung lange spürbar zu halten. Die Übung sollte noch ein drittes Mal wiederholt werden, bevor wir uns entspannen.

Auch die »Vier-Viertel-Takt-Übung« (siehe Seite 50) ist hier von Nutzen und sollte, so oft es zeitlich in den Tag paßt, eingebaut werden.

Die Schwäche im Blasen- und Harnröhrenschließmuskel wird uns besonders durch plötzlichen starken Bauchdruck (Treppenspringen, Lachen, Niesen) oder durch einen weichen, öffnenden Stellungswechsel bewußt. Dies geschieht unter anderem beim Zähneputzen oder beim Hinsetzen, besonders, wenn wir uns in ein weiches, nach hinten abfallendes Sofa oder einen dick gepolsterten Sessel fallen lassen. Da das Hinsetzen einen fast unwiderstehlichen Öffnungsimpuls in den Beckenboden schickt, lohnt es sich, auch hier eine Übung einzubauen. Eine Spannung im Beckenboden festzuhalten, ist dabei aber sehr viel schwieriger als bei der »Aufsteh-Übung« (siehe Seite 72). Frauen mit einer Schwäche in der vorderen Scheidenwand ist dies nicht auf Anhieb möglich. Sie können aber verfolgen, wie sich ihre Kraft langsam (manchmal sehr langsam) wieder aufbaut. Es kann bis zu einem Jahr dauern, bis sie den Beckenboden während des ganzen Hinsetz-Vorgangs halten können. Allerdings ist das auch Frauen mit besten Beckenbodenvoraussetzungen nicht automatisch möglich, die Hinsetz-Übung ist für alle Frauen zu Beginn schwierig. Beherrschen wir sie jedoch, gibt sie unserem Erscheinungsbild etwas Grazil-Elegantes, was ja immer vorteilhaft ist.

Um nicht aus einer »Aufsteh-« und einer **»Hinsetz-Übung«** einen ellenlangen Namen zu machen, heißt diese Übung einfach »Auf und Nieder«. Sie ist auch Teil der Hockergymnastik (siehe Seite 120). Das richtige »Auf« steht auf Seite 72. Für das »Nieder« stellen wir uns so dicht an einen Stuhl mit gerader Sitzfläche heran, daß wir diese von hinten an den Kniekehlen fühlen. Nun spannen und heben wir die unterste Beckenbodenschicht, ziehen die Sitzbeinhöcker dazu und lenken alle Kraft im Beckenboden nach vorne, ähnlich wie bei der »Käpt'n-Hook-Übung«. Unsere Knie sind leicht gebeugt, der Rücken ist gerade.

Ohne den Po nach hinten zu schieben, lassen wir uns nun, ganz gerade bleibend, auf den Stuhlsitz nieder. Die Spannung im Beckenboden wird dabei die ganze Zeit gehalten und im Sitzen noch einmal kräftig zum Schambein hin gezogen, bevor wir lockerlassen und entspannen. Es liegt nahe, diesen Bewegungsablauf während einer Ausatmung durchzuführen. Das Ausatmen ist jedoch der passive Teil der Atmung und hat einen stark entspannenden Einfluß, besonders wenn wir uns gleichzeitig körperöffnend bewegen. So ist es zu Beginn leichter, beim Hinsetzen die Atmung kurz anzuhalten, um während des Nachziehens die Ausatmung zu beenden.

Diese Übung ist schwer. Die Frauen erleben dabei meist, daß die Beckenbodenspannung an einem Punkt des Hinsetzens plötzlich »herausfällt«. Wenn der Rücken nicht aufrecht gehalten, sondern das Gesäß nach hinten geschoben wird, ist es ebenfalls nicht möglich, die Spannung zu halten. Beherrscht eine Frau diese Übung aber immer besser, werden ihr beim Hinsetzen bald keine Tröpfchen Urin mehr abgehen. Die Selbstdisziplin lohnt sich also allemal, zumal es für diese Übung keines zusätzlichen Zeitaufwands bedarf, wir können sie problemlos in unseren Tagesablauf einbauen.

Ist bei der Geburt der Afterschließmuskel verletzt oder ganz durchtrennt worden, so ist eine gute Wundheilung besonders wichtig. Glücklicherweise verlaufen die meisten Heilungsprozesse glimpflich, und so sind Krafteinschränkungen am After viel seltener als im vorderen Beckenbodenbereich, an Scheide und Blase. Schließt der Aftermuskel durch eine Wundheilungsstörung und Vernarbung nicht mehr zuverlässig, ist ca. vier bis acht Wochen nach der Geburt ein Besuch beim Proktologen (Spezialist für Enddarmerkrankungen) ratsam. Allerdings gibt es sehr große Unterschiede in der Behandlung solcher Beschwerden. Meist ist es sinnvoll, größere Anfahrtstrecken in Kauf zu nehmen, um einen Arzt mit viel Erfahrung zu erreichen. Er kann beurteilen, ob die Schwäche des Afterschließmuskels mit Gymnastik positiv beeinflußt werden kann. Leider habe ich mehrere Frauen erlebt (auch unter 30 Jahre alt), die über lange Zeit auf den Afterschließmuskel konzentrierte Beckenbodengymnastik gemacht haben, deren Wind- und Stuhlinkontinenz sich dadurch aber nur verschlimmerte. Bei ihnen war der Ringmuskel des Afters nur mit wenigen Fasern geschlossen oder sogar komplett durchtrennt und nicht wieder zusammengewachsen. Meist hatte sich die Wundnaht im Wochenbett geöffnet oder infiziert. Es ist wichtig, daß ein inkompletter Afterschließmuskel nicht mit Anspann-Übungen »bombardiert« wird. Die nicht geschlossenen Ringmuskeln ziehen sich durch ständiges Zusammenkneifen zu einem dicken Muskelwulst zusammen und verschließen den Ausgang des Afters dadurch noch weniger dicht. Eine chirurgische Korrektur ist dann oft noch schwieriger.

Bestätigt der Proktologe einen intakten Afterschließmuskel, kann eine gezielte Beckenbodengymnastik beginnen. Wenn unkontrolliert Winde und kleine Mengen Stuhl abgehen, besteht meist eine Schwäche vor allem in der innersten Beckenbodenschicht, also dem fächerförmigen Hauptmuskel, der sich zum Rücken hin bündelt und am Kreuzbein befestigt ist. Ein Teil dieses Muskels hebt den Mastdarm mit einer Muskelschlinge an (siehe Seite 26). Die diesen Muskel versorgenden Nerven können durch eine schwierige Austreibungsphase der Geburt und durch nicht optimal verheilende Verletzungen geschwächt werden. Dabei kann ein bleibender Kraftmangel zurückbleiben . Trotzdem ist überraschend, wie wir durch gezielte Gymnastik und konsequentes Beachten der Verhaltensregeln die von ihnen versorgten Körperteile wieder stärken können.

Den Afterschließmuskel können wir uns mit der »Tick-Tack-Übung« (siehe Seite 66) bewußt werden lassen. Dies gelingt besonders gut, wenn wir bei den kurzen Anspannungen gleichzeitig den Reflexpunkt im Rachen mitbenutzen, indem wir ein »Krrrrr« knurren. Den hinteren Teil der innersten Beckenbodenschicht kräftigen wir zusätzlich, indem wir die Bewußtseinsübungen mit dem Eichhörnchenschwanz machen (siehe Seite

40). Auch die Grundhaltung der Hockergymnastik (»Trockenübung«, siehe Seite 120) ist ein gutes Anspannungstraining, ebenso der »Hohe Abspreizer« in Bauchlage (siehe Seite 146). Kräftigend auf den hinteren Beckenbodenbereich wirken auch alle Übungen in Bauchlage auf dem Keil (siehe Seite 137).

Neben der Gymnastik ist bei einer Enddarm- oder Afterschwäche natürlich auf eine gute Verdauung zu achten, damit der Stuhlgang nicht hart wird und starkes Pressen vermieden wird. Das Verhalten auf der Toilette sollten wir genauer betrachten. Die meisten Menschen runden sich dabei und benutzen die Bauchpresse, um den Darminhalt hinauszudrücken. Damit die Bauchpresse gut mithilft, nehmen sie einleitend einen großen Atemzug und halten die Luft beim Drücken an. Meist wird bei einem geschwächten hinteren Beckenboden um so stärker gepreßt, weil der verantwortliche innerste Hauptmuskel seine den Enddarm stimulierende Anhebetätigkeit nicht mehr ausübt. So ist es natürlich angebracht, eine helfende **Toiletten-Gymnastik** einzubauen:

Wir sitzen aufrecht auf der Toilette, atmen tief ein und langsam wieder aus. Während der Ausatmung runden wir uns und halten unseren Rachen weit geöffnet. Mit leichtem Schub, niemals mit hartem Pressen, lenken wir den Darminhalt nach unten. Wenn die Ausatmung beendet ist, schließen wir ganz bewußt die unterste Beckenbodenschicht, richten uns auf und nehmen dann beim Einatmen die mittlere und innerste Beckenbodenschicht hinzu. Den gedachten Eichhörnchenschwanz ziehen wir am Rükken hoch, bis sein wuscheliges Ende über unserem Kopf steht. Wenn die Ausatmung einsetzt, runden wir uns wieder und schieben den Stuhlgang weiter hinaus. Dieses Beckenkippen und -aufrichten stimuliert die Darmentleerung und unterstützt die Arbeit des innersten Hauptmuskels.

Viele Frauen haben nach der Geburt eine »pendelnde Gebärmutter«, was meist keinerlei Beschwerden verursacht. Ihre Gebärmutter liegt mal in der normalen, nach vorne geneigten Stellung, mal neigt sie sich mehr nach rechts, seltener auch nach links. Ab und zu richtet sie sich gerade auf, was um den Eisprung herum auch natürlicherweise vorkommt. Frauen spüren meist nichts davon. Nur wenn sie natürliche Familienplanung praktizieren, bemerken sie den unterschiedlich stehenden Muttermund. Die Gebärmutter wird sich manchmal erst nach zwei bis drei Jahren in der normalen Stellung »zur Ruhe setzen«.

Dies zeigt uns, daß sich die Bänder, an denen die Gebärmutter befestigt ist, langsam, aber stetig wieder festigen. Es zeigt uns aber auch, wie wichtig es ist, daß die Gebärmutter nicht in der nach hinten geneigten Stellung bleibt, wenn die Frau nicht schon so geboren wurde. Gebärmutter und Scheide verlieren sonst ihre Elastizität und die Möglichkeit, bei körperlichen Belastungen wie Springen, Schieben und Tragen mitzufedern. Bei einer nach hinten geneigten oder abgeknickten Gebärmutter würde bei allen beckenbodenbelastenden Tätigkeiten der Druck gerade nach unten in die Scheide weitergegeben werden. Außerdem dehnt sich bei nicht angeborener Rückneigung der Gebärmutter die vordere Scheidenwand in die Länge. Die hintere Scheidenwand wiederum wird in sich zusammengeschoben. Mit den Jahren hängt dann die hintere Scheidenwand in die Scheide hinein. Die Folge sind Hämorrhoiden, Verstopfung und eine Schwäche des hinteren Beckenbodens.

Bei allen Beckenbodenproblemen im Wochenbett ist es wichtig, daß die Frau genau versteht, wo ihre Schwäche liegt. Die gymnastischen Übungen muß sie nicht nur im Bewegungsablauf verstehen, sondern vor allem in dem, was sie bezwecken sollen, damit sie sich selbst kontrollieren kann.

Beckenbodenpflege im Wochenbett

Nach jeder vaginalen Entbindung schwillt das weiche Gewebe des Beckens als Reaktion auf den Durchtritt des Kindes an. Die Schwellung erreicht 12 bis 36 Stunden nach der Geburt ihren Höhepunkt und geht dann langsam zurück. Die Stärke der Schwellung kann sehr variieren. Sie kann von den Frauen lediglich als Schweregefühl empfunden werden, aber auch ein kaum zu ertragendes, schmerzhaftes Druckgefühl verursachen. Hat die Frau Darm-, Scheiden- oder Schamlippenverletzungen, kommt der Wundschmerz hinzu. Dabei wird ein unter der Geburt entstandener Riß an Haut- und Muskelgewebe nicht als so schmerzhaft empfunden wie ein Dammschnitt. Besonders bei größeren Dammschnitten kann es zu starken Wundschmerzen und Schwellungen, auch aufgrund von Blutergüssen, kommen. Leider sind auch Blutungen in tiefer liegendem Gewebe keine Seltenheit.

Da eine Mutter nach der Geburt ihres ersten Kindes nicht beurteilen kann, ob der von ihr empfundene Wundschmerz über das normale Maß hinausgeht, beklagt sie sich oft verspätet über die quälenden Schmerzen. Dankbarkeit und Freude über das Kind verdrängen viele andere Unannehmlichkeiten.

Dammverletzungen sind ernstzunehmende Wunden, deren Heilungsprozeß viel mehr medizinische Aufmerksamkeit benötigt, als ihnen meist zugestanden wird. Die Wunde sollte täglich inspiziert werden, was auf Wochenbettstationen oft nicht selbstverständlich ist. Für eine Frau ist das saubere, zügige Verheilen der Geburtsverletzungen von großer Bedeutung. Auch in diesem ganz privaten Körperbereich sind wir eitel. Wenn im Genitalbereich bald nach der Geburt ein Gefühl von Unversehrtheit und Intaktheit spürbar ist, gleiten wir selbstsicherer in die Mutterrolle hinein.

Vernarbungen haben nie eine positive Auswirkung! Ungezählt sind die Frauen, die seit der Geburt ihres ersten Kindes unter Narbenschmerzen leiden. Die treten z. B. bei Wetterwechsel, kurz vor Einsetzen der Menstruation, am häufigsten jedoch beim Geschlechtsverkehr auf. Unter dem Begriff »perineal pain« (Dammschmerzen) werden diese Narbenbeschwerden und andere, machmal unerklärlichen Schmerzzustände im Dammbereich zusammengefaßt, die viele Frauen nach der Geburt für Wochen, andere für Jahre, einige ihr Leben lang begleiten.

Ganz sicher wissen wir seit ca. zehn Jahren, daß eine Wundheilungsstörung, die auch das Muskelgewebe des Beckens und damit den Beckenboden betrifft, eine nachhaltige spätere Schwächung bewirken kann. Das betrifft alle Geburtsverletzungen, bei denen sich eine Entzündung tiefer als nur an der Hautoberfläche ausbreiten konnte.

Eine gute Wundheilung läßt sich mit diversen Maßnahmen unterstützen. Das altbewährte Kühlen einer frisch vernähten Dammwunde mindert die Schwellung. Es kann in den ersten Stunden durch ein in ein Tuch eingeschlagenes Kühlgel-Pack erfolgen, später auch durch mit verdünnter Calendula-Tinktur befeuchtete Kompressen. Diese wirken schmerzlindernd, abschwellend, säubernd und heilungsfördernd. Sie sollten alle drei bis vier Stunden ausgetauscht werden und sind selten über den zweiten Tag hinaus nötig.

Neben der guten chirurgischen Versorgung der Geburtsverletzung ist es wichtig, die Wunde zu entlasten und ruhigzustellen. Das bedeutet, daß alle Mütter, bei denen eine Verletzung mit mehr als nur »ein paar Stichlein« versorgt werden mußte, entweder auf dem Rücken oder auf der Seite mit abgepolstertem oberen Bein oder in Bauchlage liegend betreut werden sollten. In der Bauchlage müssen Bauch und Hüfte so hoch gelagert sein, daß das Rückgrat waagerecht verläuft. Meist wird hierfür eine aufgerollte Stepp- oder Wolldecke benötigt, die bis kurz unter den Busen reicht, damit dieser nicht gedrückt wird. Ist die Wöchnerin zu Hause, kann die Wunde auch zeitweise unbedeckt liegen, was die meisten als besonders angenehm empfinden.

Das Stillen in Seitlage ist sehr entspannend. Falls die Mutter das Baby nur im Sitzen gut halten kann, sollte sie sich aufrecht und weit nach hinten auf einen eher harten Stuhl setzen. Ihr Körpergewicht wird so größtenteils von den Oberschenkeln getragen. Setzt sie sich schief auf den Stuhl, wird meist an der Wunde gezogen, was auch mit einem sehr weichen Sitzkissen passieren kann. »Schwimmringe« erleichtern zwar den Schmerz beim Sitzen und werden zu diesem Zweck häufig empfohlen, sie behindern jedoch die Durchblutung und damit die Wundheilung und fördern den Gewebsstau.

Es ist seltsam, aber jede andere, mit einem Dammschnitt vergleichbare Wunde würde sorgsamst behütet und gepflegt. Im Vergleich dazu vernachlässigen sowohl Hebammen als auch Ärzte und die betroffenen Frauen selbst eine Dammschnittwunde oft sträflich. Der Damm läßt sich in etwa mit einem Stück Haut zwischen Daumen und Zeigefinger vergleichen. Wäre hier eine Schnittverletzung von ca. vier Zentimeter vernäht worden, würde die Hand auf einem Kissen hochgelagert ruhen. Wöchnerinnen aber werden halbhoch sitzend gebettet, so daß der ganze Wundbereich die Hauptlast des Körpergewichtes trägt und bei jeder Bewegung zusätzliche Unruhe erfährt. Die Wunde wird in dieser Position auch in einem konstanten, feucht-warmen Klima gehalten, was besonders im Krankenhaus durch Decken, plastikbezogene Matratzen und Unterlagen unterstützt wird. All das ist einer raschen Wundheilung jedoch eher abträglich.

Selbst bei massiven Verletzungen oder wenn die Mutter meint, sich vor Schmerzen kaum bewegen zu können, ist häufige leichte Gymnastik zur Unterstützung der Durchblutung in Beinen und Becken unbedingt anzuraten. »Angeberkreise« (siehe Seite 71) sind ein Muß vor jedem Aufstehen, und es wäre optimal, sie zusätzlich jede Stunde einmal zu machen. Aber auch an die Beckenbodenmuskeln sollten sich Wöchnerinnen »herantasten«, am besten mit der »Tick-Tack-Übung«.

Die Tick-Tack-Übung

Um den Beckenboden nur ganz zart und vorsichtig zu stimulieren, »ticken« wir die allerunterste Beckenbodenschicht behutsam an und lassen dann wieder los, wie im Rhythmus einer Uhr: »tick-tack, tick-tack, tick-tack...«. Dies ist eigentlich immer möglich, auch direkt nach einer Geburt. Besonders in einer beckenentlastenden Stellung ist es kaum schmerzhaft – im Gegenteil, sobald wir die Übung ein paar Mal wiederholt haben, wird uns klar, daß dieses leichte Stimulieren den Wundschmerz verringert. Das liegt auch daran, daß sich viele Frauen wegen der Schmerzen in Rücken, Bauch und Becken ständig verspannen. Durch das sanfte An- und Entspannen im Beckenboden lassen sie dann automatisch auch dort locker. Diese Gymnastik verringert nicht nur den Wundschmerz, sondern unterstützt auch den Heilprozeß, weil sie die Durchblutung sanft anregt.

Wir können während des »tick-tack« Musik hören, ein Lied summen oder dies auch nur vor unserem »inneren Ohr«, also in Gedanken, abspielen lassen. Die allerletzte Anspannung halten wir ein paar Takte fest und beobachten, wie stark wir den Beckenboden schon wieder benutzen können, ohne daß es uns schmerzt. Bei der darauffolgenden Entspannung fällt es leicht, die ganze Beckengegend weich und locker zu lassen.

Vor jedem Toilettengang ist es sinnvoll, aufrecht durch die Wohnung zu gehen, immer wieder kurz stehen zu bleiben und dabei fünf- bis zehnmal das Becken zu kippen und wieder aufzurichten. Dieses Beckenwippen regt die Darmtätigkeit an und läßt sich am besten mit auf einem Tisch aufgestützten Armen üben.

Die Ernährung darf ruhig den Bedürfnissen der Wöchnerin entsprechen. Erfahrungsgemäß setzen diese von sich aus keinen Sauerbraten mit Rotkohl auf die Wunschliste. Um die ersten Stuhlentleerungen angenehmer ablaufen zu lassen, sollte ein täglicher Rohkostteller aus feingeraspeltem, nicht blähendem Gemüse mit frischen Kräutern und Nüssen auf dem Speiseplan stehen. Wenn zusätzlich ein bis zwei Eßlöffel Leinsaat in Müsli oder Joghurt gestreut werden, gibt es selten Probleme mit der Verdauung. Nach dem Milcheinschuß kommt es leicht zu hartem Stuhlgang. Das liegt dann meist an einer zu geringen Flüssigkeitszufuhr. Der Körper der Wöchnerin ist in dieser Zeit darauf ausgerichtet, in erster Linie alle verfügbare Körperflüssigkeit in die Milchproduktion zu pumpen. Trinkt die Mutter dann nicht genügend, so holt sich der Körper die Flüssigkeit aus dem Inhalt des Dickdarms, so daß der Stuhl sehr fest wird.

Sehr heilungsfördernd wirkt das Abduschen der Wunde: Nach jedem Toilettenbesuch in die Wanne oder Dusche hocken und mit der Handbrause ausgiebig die ganze Scheidengegend abspülen. Nach anfänglich zögerndem, eher tröpfelnden Benässen der Wundumgebung wird schnell klar, wie wohltuend durchblutungsfördernd dieses Duschen wirkt. Am besten ist es, die Wunde danach im Bett trocken zu fönen und sie anschließend so lange wie möglich unbedeckt an der Luft zu belassen.

Homöopathische Mittel können die Wundheilung unterstützen, weil sie gleichzeitig die Rückbildung der Gebärmutter fördern. Am Tage der Geburt ist eine Gabe Arnika D30 und Staphisagria D30 angebracht, in den darauffolgenden zwei Wochen Arnika D4 viermal täglich eine Tablette. Eine gute Wirkung zeigt auch ein Mischpräparat (»Traumeel«).

Die Versorgung der Geburtsverletzung sollte immer ernstgenommen werden. Betroffene Frauen müssen wissen, daß es für sie besonders wichtig ist, die Beckenbodenbewußtseinsübungen (siehe Seite 30) und die Wochenbettgymnastik konsequent auszuführen. Acht Wochen nach der Geburt sollte die Funktionsstärke der Beckenbodenmuskulatur genauer untersucht werden.

Sind die Verletzungen nicht zügig abgeheilt, ist später die Teilnahme an einem speziellen Kurs in aufbauender Beckenbodengymnastik immer anzuraten.

Die Wochenbettgymnastik

Direkt nach der Geburt befindet sich der Körper der Mutter in einem regelrechten Ausnahmezustand: Sie fühlt eine Leere und Leichtigkeit in sich, und wenn sie auf ihren Leib hinunterschaut oder mit der Hand über ihren Bauch streicht, spürt sie die breite Weichheit des Bauchraumes. So angenehm sich ihr Becken auch anfühlen mag, der vorfallende Bauch ist etwas, was sie jetzt, wo die Schwangerschaft beendet ist, nicht weiter an sich sehen möchte. Sie sehnt sich danach, Kleidung zu tragen, in der sie sich hübsch gefunden und wohlgefühlt hat.

Aus diesem Bedürfnis heraus, schnell wieder mit der Frau identisch zu sein, die sie vor neun Monaten war, wollen die meisten Wöchnerinnen möglichst rasch die Bauchmuskeln trainieren. Daß dies in den ersten Tagen und Wochen nach der Geburt besonders schädlich für den Beckenboden und Ursache vieler späterer Senkungsbeschwerden ist, wissen nur wenige.

Die Bauchmuskeln wurden in der zweiten Schwangerschaftshälfte zunehmend gedehnt. Behielt die Frau jedoch ihren »guten Stand und Gang« (siehe Seite 47), wurden alle Bauchmuskeln in einem guten Tonus gehalten, und die Geburt hat sie weder überanstrengt noch überdehnt. Hat eine Frau in der Preßphase ihre Bauchmuskeln stark eingesetzt, ist sie falsch angeleitet worden, denn das betonte Anspannen der Bauchmuskeln behindert das Tiefertreten des Kindes im Geburtskanal.

Die Muskeln jedoch, die durch die Geburt in kaum vorstellbarer Weise auseinandergezwungen werden, sind die Muskelschichten des Beckenbodens. Die Geburt ist der körperoffenste Vorgang im Leben überhaupt, und sie kann deswegen auch nur in der »extrem körperoffenen Haltung« (siehe Seite 35) stattfinden. Diese runde, geöffnete Haltung hat jede Gebärende, ob sie auf dem Rücken, auf der Seite, im Vierfüßlerstand oder hockend ihr Kind bekommt. Diese Erfahrung des absoluten Öffnens durch das Kind und sein Herausgleiten aus dem mütterlichen Schoß hinterläßt bei der Mutter einen Zustand, in dem ihr Körper, Denken und Empfinden weit geöffnet sind für die Signale ihres Kindes.

Der Nachhall der Geburtserfahrung ist so stark, daß sich jedesmal, wenn die Mutter eine körperoffene Haltung einnimmt, der Beckenboden reflexartig öffnet. Diese Reaktion ist für das Wohlergehen des Kindes von großer Bedeutung, denn bei allen Tätigkeiten, die bei der Versorgung des Babys anfallen, nimmt die Mutter eine gerundete Haltung ein, insbesondere beim Stillen. Sie läßt so das Kind nach der Geburtstrennung wieder tief in sich hinein.

Durch die enorme Dehnung der Beckenbodenmuskeln ist deren Wahrnehmung und willentliche Benutzbarkeit eingeschränkt. Die Mutter kann vielleicht mit einiger Konzentration den Beckenboden im unteren Bereich leicht »anticken«, es ist ihr aber nicht möglich, eine anhaltende Kraft aufzubauen. Ist die Geburt ohne größere Gewebsverletzungen abgelaufen, kehrt die Fähigkeit, den Beckenboden kraftvoll festzuhalten, ca. vom dritten Tag an nach und nach zurück.

Bauchmuskelkräftigende Übungen jedoch beeinflussen in den ersten zwei Wochen nach der Geburt die Lage der Gebärmutter nur negativ und können den Beckenboden nachhaltig schwächen. Sie werden meist folgendermaßen auf dem Rücken liegend ausgeführt:

⊘ Die Frau wird gebeten, Bauch- und Beckenbodenmuskeln anzuspannen und festzuhalten, während sie den Kopf hebt und die Fußspitzen der gestreckt liegenden Beine in Richtung Nasenspitze zieht. Obwohl hier »nur« der Kopf nach vorne geneigt und die Hakken nach unten gedrückt werden, genügen diese Ansätze zur körperoffenen Haltung, um den Beckenboden erschlaffen zu lassen. Das bedeutet aber, daß der durch das Anspannen der Bauchmuskeln aufgebaute Bauchraumdruck ungehindert in Richtung Bekkenboden ausweicht. Die noch große, schwere Gebärmutter wird nach hinten und unten gedrückt, denn die Muskeln des Beckenbodens können weder eine Anspannung fest-, geschweige denn einem Druck von oben standhalten.

⊘ Manchmal werden Frauen auch gebeten, auf dem Rücken liegend die Beine zu kreuzen und dann den Beckenboden fest anzuspannen. Hat die Frau eine Verletzung im Genitalbereich, ist ihr dies schon auf Grund der Schmerzen kaum möglich.

⊘ Die Frau liegt in Rückenlage mit gestreckten Beinen. Sie spannt Bauch- und Beckenmuskeln fest an und läßt die rechte Hand an der Außenseite des linken Oberschenkels zum Knie hinuntergleiten. Diese Übung trainiert die langen und schrägen Bauchmuskeln. Die Frau hebt dabei Kopf und Oberkörper leicht drehend an. Hierbei drücken die Bauchmuskeln die Gebärmutter noch stärker nach hinten und unten. Der Beckenboden reagiert auf die runde Körperhaltung mit promptem Öffnen und weicht dem Bauchraumdruck.

⊘ Die Frau liegt auf dem Rücken. Nachdem sie Bauch- und Beckenmuskulatur angespannt hat, winkelt sie den rechten Arm an und läßt den Ellenbogen an das angewinkelt hochgezogene linke Knie tippen. Danach legt sie sich kurz gerade auf den Rücken und führt anschließend den linken Ellenbogen zum rechten Knie. Bei dieser Übung entsteht ein wiederholter, besonders starker Bauchraumdruck in absolut körperoffener Haltung. Die noch überdehnte, lokkere Scheide wird zusammengeschoben. Die Gebärmutter kann nicht in die natürliche, nach vorne geneigte Stellung finden, sondern knickt leicht nach hinten ab.

Wenn eine Frau solche Übungen eifrig turnt – und die meisten sind nach der Geburt dafür hoch motiviert – sind Gebärmuttersenkung und Beckenbodenschwäche vorprogrammiert. Besonders die letztgenannte Übung läßt sich in den ganzen ersten drei Monaten nach einer Geburt kaum mit anhaltend festem Beckenboden ausführen und ist daher in dieser gesamten Zeit fehl am Platze.

Seit über zwanzig Jahren beobachte ich bei Wöchnerinnen, die die ersten fünf Tage des Wochenbetts im Krankenhaus verbracht haben, mit gleichbleibender Häufigkeit folgendes Bild: Als Teil meiner Nachuntersuchung taste ich nach der Gebärmutter und schaue nach dem Wochenfluß. Stolz erzählt mir die Mutter: »Der Wochenfluß tröpfelt nur noch. Der Arzt im Krankenhaus hat gestern gesagt, die Gebärmutter sei schon so klein, daß sie nicht mehr tastbar ist.« Nur: Das ist am fünften oder sechsten Wochenbett-Tag kaum möglich. Mit sehr großer Wahrscheinlichkeit liegt hier die Gebärmutter bereits abgeknickt an den Enddarm gelehnt oder ist zwischen Scheide und Enddarm gerutscht. Wenn ich nach dem Stuhlgang frage, wird meist prompt von Schwierigkeiten und Hämorrhoiden berichtet – eindeutige Folgen solcher Senkung. Frage ich noch, ob die Wöchnerin bereits geturnt hat, beschreibt sie meist die oben aufgeführten Übungen oder sehr ähnlich wirkende. Es ist immer zeitraubend und erfordert sehr viel Feingefühl, der Frau nahezubringen, daß sie genau das Falsche gemacht hat. Häufig gelingt es jedoch, mit der »Vier-Viertel-Takt-Übung« (siehe Seite 50) und einer sanften, rektalen Untersuchung die Gebärmutter in die natürliche Richtung anzuheben. Hat die Wöchnerin eine angeborene retroflexierte Gebärmutter, wird diese sich im Wochenbett immer wieder dorthin bewegen. Im nächsten Kapitel gehen wir darauf näher ein.

Die Wochenbettgymnastik sollte in den Tagesablauf integriert werden und dadurch ein konstantes Haltungs- und Beckenbodenbewußtsein schulen. Ein anderes Gymnastikprogramm, das 10 bis 15 Minuten lang auf einer Matratze geturnt werden soll, wird eine Frau aus Zeitmangel und Erschöpfung oft ausfallen lassen. Außerdem hilft es nicht viel, einmal täglich zu turnen, wenn in der restlichen Zeit und bei den alltäglichen Verrichtungen Körperhaltung und Beckenbodenschutz nicht beachtet werden. Leicht und kontinuierlich in den Alltag einzugliedern ist folgende Gymnastik:

Die Tick-Tack-Übung

Diese Übung haben wir schon auf Seite 66 beschrieben. Sie kann unmittelbar im Anschluß an die Geburt beginnen. Frauen sind verständlicherweise richtig stolz, wenn es ihnen schon im Kreißsaal gelingt, den Bekkenboden so zu erfühlen, daß sie ihn spürbar kurz »anticken« und wieder entspannen können. Ungefähr eine Minute lang, im eigenen, nicht zu schnellen Rhythmus wird der Beckenboden vorsichtig angespannt und lokkergelassen, das letzte Anticken langsam verstärkt und etwas angehalten. Sobald jedoch das Gefühl für die Spannung schwindet, läßt die Frau los und atmet weich in den Beckenboden hinein.

Im Wochenbett kann eine Frau diese Übung immer machen, wenn sie gerade nicht stillt und das Baby versorgt ist. Um in den geschwollenen Beckenboden hineinzuhorchen, braucht sie Ruhe. Im Krankenhaus sollten Frauen sich auf die Seite legen und die Decke über die Ohren ziehen, um sich abzuschirmen. Den Urinstrahl anzuhalten und wieder laufenzulassen, ist ein guter Test, um zu sehen, wie effektiv der Beckenboden in diesem Gebiet schon arbeitet. Ein zu häufiges Anhalten des Urins kann jedoch dazu führen, daß die Frau einen vermehrten Harndrang verspürt. Die Fähigkeit, den Urin anhalten zu können, ist allerdings kein Beweis für einen intakten Bekkenboden, sondern zeigt lediglich, daß der Blasenschließmuskel und der U-Muskel der unteren Beckenbodenschicht gut stimulierbar arbeiten können.

Angeber-Kreise

Diese Übung wird vor jedem Aufstehen gemacht, das erste Mal also noch im Kreißbett, vor dem ersten Toilettengang. Hierzu liegt (bei Dammverletzungen) oder sitzt die Mutter im Bett, hat die Bettdecke zurückgeworfen und die Beine leicht gespreizt obendrauf gelegt. Nun läßt sie die Füße kreisen, der Kopf bleibt dabei unbedingt ruhig auf dem Kissen liegen. Da die Übung »Angeber-Kreise« genannt wird, muß die Wöchnerin angeberisch die größten Kreise beschreiben, die ihr möglich sind. Sie zieht die Zehen zur Nasenspitze vor, dreht sie dann weit nach innen und läßt sie langsam nach unten gleiten, bis die Füße durchgestreckt sind wie bei einer Ballett-Tänzerin. Bei der weiten Außendrehung zurück soll der Fuß einen derartig großen Kreis beschreiben, daß ihr Knie mitrollen muß. Bei diesen langsamen Riesenkreisen arbeiten die Muskeln des ganzen Beines mit. Die Beinmuskeln werden dabei nacheinander abwechselnd an- und entspannt. Nach zehn gut gemachten »Angeber-Kreisen« ist das Blut in den Beinen einmal komplett ausgetauscht.

Drei Gründe gibt es für diese Übung:

- *Anregung des Kreislaufs:* Der Kreislauf der Mutter ist nach der Geburt labil, und es kann durchaus einen Tag dauern, bis er wieder richtig in Schwung kommt. Das ist nichts Krankhaftes, sondern vielmehr eine normale Reaktion auf den plötzlichen Gewichtsverlust, den eine Geburt ja binnen weniger Minuten mit sich bringt. Durchschnittlich verlieren wir dabei gute zehn Pfund an Körpergewicht. Zehn »Angeber-Kreise« regen den Kreislauf jedoch so an, daß die Frau tief und gründlich durchatmet. Wenn sie gleich darauf vom Bett aufsteht, wird ihr Kreislauf dieses Aufrichten in die Senkrechte besser mitmachen.
- *Thromboseprophylaxe:* Das Blut der Mutter kann bei einer Geburt schneller gerinnen, was dazu beiträgt, den Blutverlust in Grenzen zu halten. Im Wochenbett reduziert sich das in der Schwangerschaft um die Hälfte erhöhte Blutvolumen wieder, und so bleibt das Blut noch einige Zeit etwas zähflüssiger als sonst. Besonders bei Frauen mit Venenschwäche, wo Krampfadern das Blut in den Beinen leicht stauen, kann es zu Venenentzündungen kommen, wenn das Blut zu langsam fließt. Durch die »Angeber-Kreise« werden die Venen von den umliegenden Beinmuskeln massiert, was die Durchblutung fördert. So verhindert diese Beingymnastik das Entstehen einer Venenentzündung oder tiefen Venenthrombose. Trotzdem sollten bei vorliegendem Venenleiden immer schon in der Schwangerschaft, unter der Geburt und auch im Wochenbett Bandagen, Kompressionsstrümpfe oder -strumpfhosen getragen werden, da sie am besten davor schützen, daß sich die Krampfadern verstärken.
- *Bessere Durchblutung des Gewebes:* Wenn das Blut in den Beinen ausgetauscht wird, stimuliert dies natürlich auch die Durchblutung des kleinen Beckens. Der normale Gewebsstau als Folge des Geburtstraumas geht durch diese Übung schneller zurück. Ist eine Verletzung an Damm und Scheide vorhanden, heilen die Wunden schneller ab. Die »Angeber-Kreise« sollten regelmäßig ausgeführt werden, besonders von Frauen mit Neigung zu Krampfadern, da die größte Gefahr dafür zwischen dem 7. und 14. Tag liegt.

Die Aufsteh-Übung

Ab dem zweiten Wochenbett-Tag kommt die »Aufsteh-Übung« zu den »Angeber-Kreisen« und der »Tick-Tack-Übung« hinzu. Sie betrifft jedes Aufstehen, gleich ob von der Toilette, dem Stuhl am Eßtisch, einem Sessel oder der Bettkante. Die Übung hat folgenden Hintergrund: Wann immer wir aus dem Sitzen aufstehen, bringen wir unseren Körper vorübergehend in die »extrem körperoffene Haltung«. Am besten wird uns dies bewußt, wenn wir in Zeitlupe von einem Stuhl aufstehen. Wir neigen den Oberkörper etwas vor, um unser Gewicht auf die Füße, und zwar hauptsächlich die Fersen zu verlegen, bevor wir uns dann ganz erheben. Bei diesem Vorbeugen haben wir auch die Arme nach vorne genommen und den Kopf geneigt. All dies sind Merkmale der extrem körperoffenen Haltung. Heben wir uns vom Sitz hoch, so liegt unser Gewicht auf den Fersen, was die runde, geöffnete Haltung zusätzlich verstärkt.

Bei einer Wöchnerin ist dieses Öffnen derart ausgeprägt, daß ihr Beckenboden im Moment des Erhebens reflexartig jegliche Spannung verliert. Der Beckenboden scheint wie eine Pampelmuse, die tief ins Becken abrutscht. Der offene Beckenboden wiederum läßt bei der Wöchnerin alle Reflexpunkte erschlaffen. Ihr Gesichtsausdruck ist eher gelangweilt mit leicht hängendem Unterkiefer. Sie hat Schwierigkeiten, den gerundeten Rücken aufzurichten. Wir alle kennen den typischen, leicht gebeugten Gang einer Wöchnerin, wie sie fast schlurfend über den Flur der Wochenstation zur Toilette oder zum Babyzimmer schleicht. Der Beckenboden ist dabei ohne die geringste Spannung. Beim Aufstehen wurde er schwer und locker fallengelassen, noch verstärkt durch das fersenbetonte Gehen in runder Haltung. Hat diese Frau vor dem Aufstehen auch noch falsche Wochenbettgymnastik geturnt und dabei schon den Beckenboden durch Bauchraum- und Gebärmutterdruck wiederholt nach unten nachgeben lassen, so sind Beckenbodenprobleme bald und auch nach nur einem Kind die Folge.

Es ist wichtig, genau hier eine beckenbodenschützende Übung einzubauen, die gleichzeitig kräftigt, und dies regelmäßig, viele Male täglich. Das Wissen um die Reflexpunkte des Beckenbodens hilft uns, das Erschlaffen zu verhindern. Die »Aufsteh-Übung« geht folgendermaßen:

Wir richten unseren Rücken im Sitzen gerade auf und heben den Kopf an. Die Arme nehmen wir nach hinten und stützen die Hände seitlich hinter dem Gesäß ab. Die Füße ziehen wir nahe heran, so daß unser Gewicht beim Aufstehen gleich den vorderen Teil des Fußes mehr belastet. Nun müssen wir den Beckenboden anspannen, bevor wir uns erheben und ihn angespannt halten, bis wir aufrecht stehen. Dies ist für eine Frau am Tage nach der Geburt mit Hilfe des Beckenbodenbewußtseins tatsächlich möglich. Von den Bewußtseinsübungen der mittleren Beckenbodenschicht her wissen wir, daß beim seitlichen Zusammenziehen der Sitzbeinhöcker auch immer die untere Beckenbodenschicht leicht angehoben wird. Die Sitzbeinhöcker aber werden bei jeder Geburt gewaltig auseinandergeschoben und sind dadurch sehr genau wahrnehmbar.

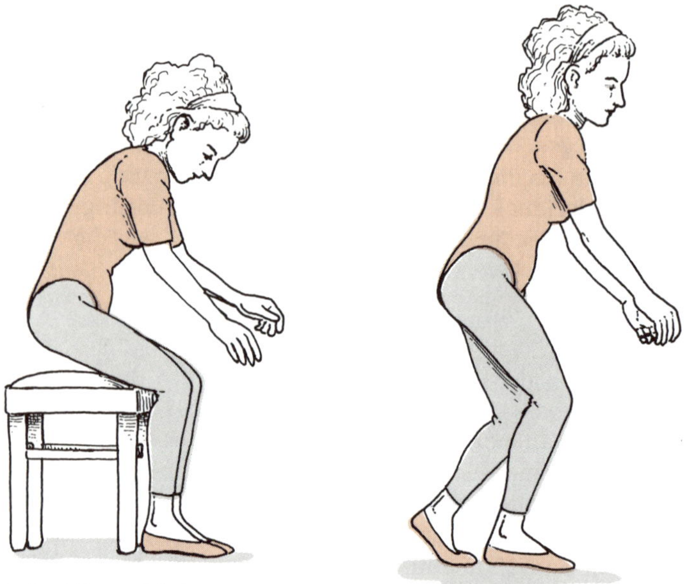

Abb. 14 a Aufstehübung falsch

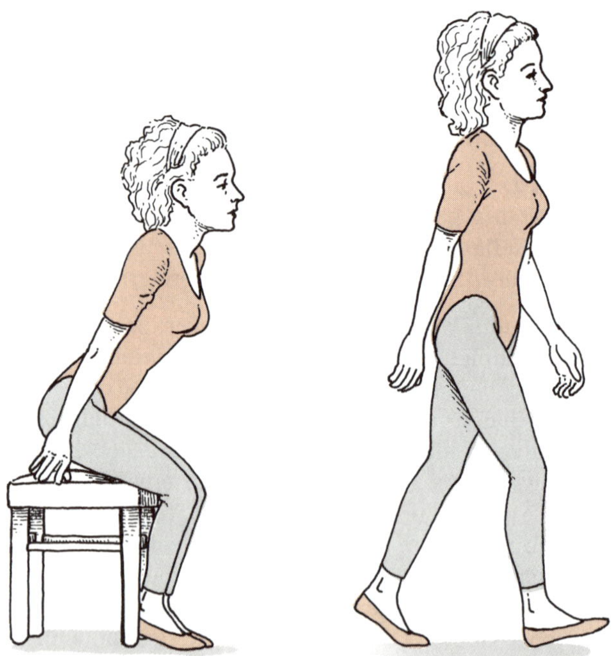

Abb. 14 b Aufstehübung richtig

Wir versuchen also, die unterste Beckenbodenschicht anzuspannen und horchen, ob wir dies an Schamlippen und After fühlen können. Nun werden die Sitzbeinhöcker zueinander geschoben und festgehalten. Dann sind auch die Pomuskeln angespannt, das heißt, wir haben einen »Knackpopo«. Nun erst geben wir uns mit den Händen einen Schubs, so daß wir unser Gewicht auf die Füße verlagern und aufstehen. Der Rücken bleibt dabei gerade, der Blick ist nach vorne gerichtet. Im Beckenboden wird der »Knackpopo« gehalten, bis wir ganz aufrecht stehen.

Mit dieser »Aufsteh-Übung« haben wir gleich einen aufrechten Stand und umgehen die gerundete Haltung. Haben wir die Spannung zwischen den Sitzbeinhöckern halten können, ist uns die aufrichtende Wirkung bewußt, und wir spüren, wie gut das tut.

Wenn eine Frau möchte, kann sie diese aufrechte Haltung noch ausdehnen und gleich anschließend **»den Himmel hochschieben«**. Hierfür faltet sie die Hände flach ineinander und hebt die Arme mit den nach oben zeigenden Handflächen gestreckt über den Kopf. Sie reckt sich so ausgiebig, als ob sie die Luft mit den Händen gegen die Zimmerdecke schieben wollte. Breit ausladend kann sie die Lungen beim Hochstrecken mit Luft füllen, beim Ausatmen ruhen die Hände kurz auf dem Kopf aus, bevor die Arme beim vierten oder fünften Atemzug langsam gesenkt werden. Der Gang ist nun aufrecht und es läßt sich gut darauf achten, daß der Beckenboden nicht absackt.

Zur Krönung der »Aufsteh-Übung« kann nach dem Hochstrecken noch **der »Marilyn-Monroe-Gang«** folgen. Hierfür stellen wir uns vor, wir seien Marilyn in einem kurzen, schwarzen Lederrock, der zwei Nummern zu klein ist. Außer dem »Knackpopo« müssen wir auch die Oberschenkel dementsprechend aneinandergedrückt halten. Wir heben uns nun etwas auf die Fußspitzen und gehen mit betontem Hüftgang und stolz wiegendem Busen. Diesen Gang behalten wir für die ersten fünf bis zehn Schritte bei.

Ist die Geburtsverletzung so schmerzhaft, daß wir nicht von der Bettkante sitzend aufstehen können, rollen wir uns seitlich aus dem Bett. Dabei drehen wir uns nach vorne, so daß wir über das Bett gebeugt die Füße auf den Boden stellen. Hier halten wir inne und bringen – soweit dies der Wundschmerz zuläßt – Spannung in den Beckenboden, insbesondere zu den Sitzbeinhöckern. Erst dann stützen wir uns mit den Armen auf dem Bett ab und rollen den Rücken gerade in die Höhe. Den »Knackpopo« halten wir vorsichtig beim »Himmelhochschieben« fest und verzichten vorerst darauf, wie Marilyn zu stolzieren.

Der Spiegel-Test

Der »Spiegel-Test« besteht schlicht darin, daß die Mutter sich ab dem zweiten Tag ihren Genitalbereich selbst ansieht, auch wenn dort Schwellungen, Blutergüsse und Wundnähte zu sehen sind. Sie kann so einen besseren Bezug zu den Wundschmerzen, aber auch zum Heilungsprozeß bekommen. Sie ist dann viel aufmerksamer und gewissenhafter mit den Verhaltens- und Turnempfehlungen. Sie kann beobachten, wie sich bei der »Tick-Tack-Übung« Scheideneingang und After leicht schließen und öffnen. Sie sieht auch, wenn ihre Übungen an Kraft zunehmen.

Bei Wundheilungsstörungen ist der »Spiegel-Test« eine gute Maßnahme, um die Wunde ernstzunehmen und sie nicht wegen Kindern und Haushalt zu vernachlässigen, sondern eventuell Hilfe zu erbitten und diese auch anzunehmen.

Die Rüssel-Übung

Der Milcheinschuß setzt bekanntlich etwa am dritten Tag ein. Ihm geht immer eine Schwellung der Brüste voraus. Hierbei sammelt sich Gewebswasser um die milchbildenden Bläschen der Brustdrüse und setzt diese unter Druck. Die Mutter empfindet dies besonders beim ersten Kind häufig als schmerzhaft, da die Brust prall vergrößert und die Haut spürbar gespannt ist. Der eigentliche Milcheinschuß setzt erst ein, wenn die Gewebsflüssigkeit abnimmt.

Die »Rüssel-Übung« ist die wirksamste Übung, um den Flüssigkeitsstau schneller abklingen zu lassen. Sie wirkt oftmals so überraschend gut, daß schon zum Ende der Übung hin die Milch aus den Brüsten tropft. Sie ist bei allen Stauungszuständen der Brust, also auch bei einem Milchstau in der Stillzeit, angebracht. Manchmal ist die Übung aber auch überflüssig, weil der Milcheinschuß gar keine Probleme macht. Es ist ebenso möglich, daß die Übung schon am zweiten Tag nach der Geburt oder erst am vierten oder fünften Tag sinnvoll ist. Oft braucht sie nur ein einziges Mal ausgeführt zu werden, bei einigen Frauen mehrmals und eventuell über den einen Tag hinaus. Sie kann nie schaden und kräftigt allemal die Brustmuskeln und die Schulterpartie.

Bei der »Rüssel-Übung« knien wir im Vierfüßlerstand. Die Hände sollten wie Tigertatzen aufliegen und die Knie etwa 10 bis 15 Zentimeter auseinander stehen. Wir können die Übung gut auf dem Bett ausführen, wobei wir keinen Büstenhalter tragen, sondern möglichst »oben ohne« turnen sollten. Nun heben wir die rechte Hand, führen diese an der Innenseite des linken Armes vorbei und legen sie, von außen kommend, auf die linke Schulter. Der rechte Ellenbogen sollte den linken Arm berühren. Die Brüste sind

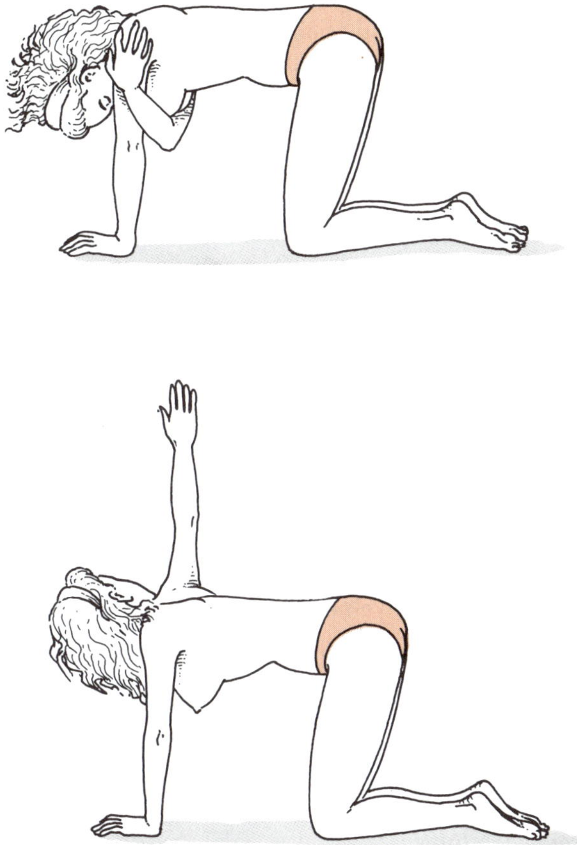

Abb. 15 Die Rüssel-Übung

hierbei leicht zusammengeschoben, aber nicht gequetscht, so daß es nicht unangenehm ist. Nun lösen wir die rechte Hand von der Schulter und führen sie, groß ausholend, unter dem Arm hervor. Einen dreiviertel Kreis beschreibend heben wir den Arm (in Schulterhöhe bleibend) seitlich, und zwar so hoch wir können. Hier halten wir wieder einen Moment inne. Die Brustdrüsen, besonders die großflächigen vor den Brustmuskeln, werden weit auseinandergedehnt.

Während wir drei lange Atemzüge machen, können wir uns bewußt machen, wie wir beim Atmen die vordere Seite der Brust mit Luft füllen. Wir führen dann den Arm zurück und legen die Hand wieder von außen auf die linke Schulter. Hier lassen wir wieder drei Atemzüge fließen und beobachten, wie wir jetzt den Rücken mit Luft füllen können. Dreimal lassen wir den rechten Arm und anschließend den linken vor- und zurückschwingen.

Wichtig: Bei dieser Übung sollten nicht gleichzeitig beckenbodenkräftigende Übungen eingeflochten werden. Solche beckenbodenschließende Gymnastik hält den Milchfluß eher zurück. Das ist eigentlich ziemlich einleuchtend. Von den Bewußtseinsübungen her (siehe Seite 30) wissen wir, daß sich – wenn wir den Beckenboden anspannen – nicht nur der Körper schließt, sondern auch unsere Empfindungen starr werden. In der geschlossenen Körperhaltung (»Soldaten-Haltung«) kann keine Frau ihr Kind stillen, denn es würde keine Milch fließen können. Instinktiv stillen alle Mütter (auch Tiermütter) in der körperoffenen Haltung. Je lockerer dabei die Reflexpunkte des Beckenbodens sind, desto offener ist die Frau dem Kind zugewandt und desto freier fließt die Milch dem Kind entgegen. Der häufig weitergegebene Ratschlag, während des Stillens die Zeit für beckenbodenstimulierende Gymnastik zu nutzen, ist vom ganzheitlichen Verständnis des Stillprozesses her absurd. Er stört die subtile Hingabe zwischen Mutter und Kind und kann – wenn ernsthaft ausgeführt – einen verminderten Milchfluß und eventuell einen Milchstau nach sich ziehen.

Meist entwickelt sich ein Milchstau jedoch auf umgekehrtem Weg, wenn die Mutter eine schmerzhaft verspannte Rücken-Schulter-Partie hat. Dies kann an einer schlechten Stillhaltung, einer schwierigen Familiensituation oder sonstigem Unwohlsein (z. B. Kopfschmerzen) liegen. Durch die konstante Schulterspannung wird der Reflexpunkt des Beckenbodens im Rücken unter Druck gesetzt, was wiederum zu einer Verspannung im Beckenboden führt.

Die prompteste Erleichterung bei einem Milchstau bringt daher eine warme Hand, die der Mutter während des Stillens auf die Reflexzone zwischen den Schulterblättern gelegt wird. Die Frau sollte ihren Atemfluß in diese Hand lenken, als ob sie den Rücken um die Hand herum »aufblasen« wollte. Sie wird dabei von alleine die Schultern nach vorne runden und entspannen. Dieses Öffnen läßt die Milch fließen, so daß auch eine wunde Brustwarze kaum mehr belastet wird. Der leichte, warme Handdruck zwischen den Schulterblättern allein lindert sofort Schmerzen an den Brustwarzen, was das Anlegen erleichtert.

Die Baumstamm-Übung

Am vierten Tag nach der Geburt kommt die »Baumstamm-Übung« zu den »Angeber-Kreisen«, der »Tick-Tack-« und der »Aufsteh-Übung« hinzu. Diese Übung wird auf dem Bett in Bauchlage geturnt und läßt uns anschließend wunderbar entspannen. Es bietet sich also an, Ruhepausen immer mit der »Baumstamm-Übung« einzuleiten.

Wir brauchen dafür dicke Kissen oder eine zusammengelegte Stepp- oder Wolldecke, die wir so unter die Hüften schieben, daß die Wirbelsäule waagerecht verläuft und der Stillbusen nicht gedrückt wird. Die Arme liegen oben, die Ellenbogen sind weit auseinander gezogen, so daß der Kopf auf den Händen ruht. Die Schultern sind ganz entspannt. Die Gebärmutter ist am vierten Tag meist so viel kleiner geworden, daß sie kein störendes Druckgefühl mehr auslöst.

Wöchnerinnen empfinden diese Stellung als sehr angenehm, und sie ist auch tatsächlich sehr vorteilhaft für sie. Das Becken liegt erhöht, und so kann die ganze Kreuzbeingegend wunderbar entspannen. Ohne diese Hochlagerung würde die Lendenwirbelsäule ein Hohlkreuz bilden, und die Rückenmuskulatur bliebe verspannt. Die Oberschenkel fallen leicht ab, so daß die Frau auch nicht in einer zu gestreckten, geraden Haltung liegt. Mütter seufzen oft spontan vor Wohlgefühl, wenn sie diese entspannende Stellung einnehmen.

Auch die Nieren, die in der Schwangerschaft unter besonderem Leistungsdruck standen, können sich durch die Hochlagerung und entspannte Rückenmuskulatur erholen. Frauen schlafen in dieser Stellung überraschend schnell und tief ein. Deshalb ist es wichtig, daß eine leichte Decke über den Nieren liegt, denn besonders im Schlaf kann ein etwas verschwitztes Hemd den freiliegenden Rücken stark abkühlen.

Da die Brüste leicht hängend auf der Unterlage aufkommen, hat diese Stellung auch bei stark geschwollenen Brüsten ihren Wert. Durch die allgemeine Entspannung und die Hilfe der Schwerkraft lockert sich ein meist hinten im Busen sitzender Gewebsflüssigkeits- und Milchstau.

Für die Übung selbst schlagen wir die Beine übereinander und stemmen die Zehen des unteren Fußes stützend in die Matratze. Dann pressen wir die verschränkten Beine von unten nach oben so fest aneinander,

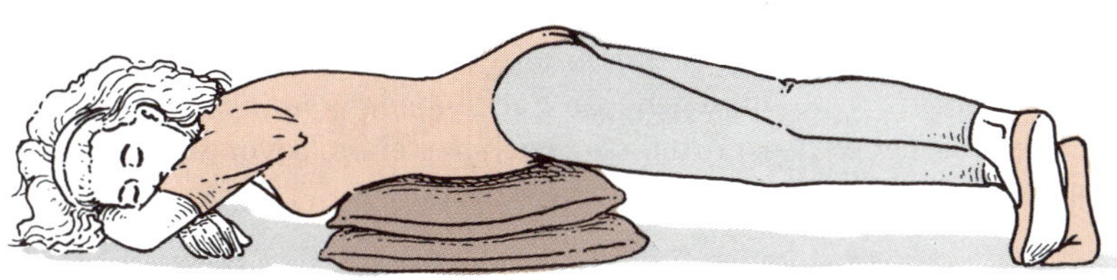

Abb. 16 Baumstamm-Übung

daß aus unseren beiden Beinen gefühlsmäßig ein Baumstamm entsteht. Unser Oberkörper bleibt möglichst locker, und so halten wir diese Spannung zehn Atemzüge lang an, bevor wir die Beine loslassen und sie wieder entspannt nebeneinander auflegen. Es ist durchaus möglich, mit fünf bis sechs Atemzügen zu beginnen und sich in den nächsten Tagen auf zehn zu steigern. Beim Lockerlassen können wir einen herrlichen Entspannungseffekt im Becken wahrnehmen. Jetzt dürfen wir auch weich sein und wie ein reifer Camembert genießerisch »zerfließen«.

Diese Übung hat mehrere Vorzüge. Sie spannt die Beckenbodenmuskeln in allen Schichten an und lenkt die Kraft mehr zum hinteren Teil, zu After und Kreuzbein hin. Dadurch wird die Hebefunktion unterstützt und die Scheide leicht in die nach hinten laufende, normale Bahn gelenkt. Das wiederum läßt die Gebärmutter besser nach vorne fallen. Die Übung bringt deshalb oft verhaltenen Wochenfluß zum Abfließen. Sie bezieht auch die Rücken- und Bauchmuskeln mit ein, kann aber keinen Bauchraumdruck nach unten ausüben, weil sich das Hauptaugenmerk auf den Beckenboden richtet.

Natürlich ist es wichtig, auch die Bauchmuskeln mitzubenutzen und zu kräftigen. Dies sollte aber immer über den Beckenboden geschehen. Der Glaube, daß ein kräftiger Rücken hauptsächlich durch kräftige Bauchmuskeln zu erreichen sei, ist falsch. Der Beckenboden ist die muskulöse Verbindung zwischen Scham- und Kreuzbein. Die innerste Beckenbodenschicht benutzt diese Übergangspunkte zu Bauchmuskeln und Rücken. Ein gesunder Beckenboden läßt in seiner Arbeit demnach immer den Rücken und die Bauchmuskeln mitarbeiten. Die kräftigende Gymnastik hat also ihr Fundament im Beckenboden. Diese Erkenntnis wird sich hoffentlich auch auf andere Trainingsgebiete ausdehnen, denn Beckenbodenprobleme sind bei früheren Leistungssportlerinnen und eifrigen Besucherinnen von Fitneß-Centern keine Seltenheit.

Die »Baumstamm-Übung« kann unserer Leistungsfähigkeit entsprechend ausgebaut werden. Fällt uns das Anhalten der Spannung über die zehn Atemzüge leicht, können wir am nächsten Tag die Übung verstärken. Wir bereiten die Übung wie üblich vor und drücken die übereinandergeschlagenen Beine fest zusammen. Bei unserem ersten Atemzug saugen wir den Beckenboden gezielt in uns hinein und halten ihn dort auch während des Ausatmens fest. Diese erhöhte Beckenbodenspannung lassen wir während der restlichen neun Atemzüge noch bestehen, bevor alle Spannung herauslaufen darf.

Frühestens einen Tag darauf dürfen wir den Beckenboden an den ersten zwei Atemzügen jeweils bei der Einatmung ein wenig höher saugen und diese Spannung während der folgenden acht Atemzüge anhalten. Dies ist natürlich so weit steigerungsfähig, daß wir den Beckenboden bei der Einatmung über alle zehn Atemzüge höher in uns hineinsaugen. Die Schwierigkeit besteht darin, diese Kraft bei der Ausatmung nicht loszulassen, da das Ausatmen immer einen entspannenden Effekt hat. Solche Steigerung ist aber nicht unbedingt nötig.

Alle Übungen sollten uns ein gutes Gefühl vermitteln und nicht mit brennendem Ehrgeiz ausgeführt werden. Wir sollten uns danach aktiviert und gekräftigt fühlen. Übungen, nach denen wir uns erschöpft fühlen oder die wir nur unter Schmerzen absolvieren können, sind (noch) ungeeignet.

Wenn die »Aufsteh-« und die »Baumstamm-Übung« konsequent geturnt werden und dies täglich mehrere Male, stimuliert das Beckenboden-, Bauch- und Rückenmuskulatur immer wieder. Befolgt die Frau noch die Hinweise für die richtige Körperhaltung beim Tragen des Kindes, Heben von Wäschekörben, Schieben des Kinderwagens usw. (siehe Seite 109), so ist dies für die ersten Wochen nach der Geburt absolut ausreichend. Die Übungen werden Teil des Tagesablaufs, und viele Frauen behalten von der »Aufsteh-Übung« einiges so reflexartig in sich, daß sie diesen positiven Bewegungsablauf in ihr Leben integrieren.

Der zackige Bauchtanz

Ab und zu möchten junge Mütter aber noch eine zusätzliche, flotte Gymnastik, die nach Musik geturnt werden kann, lernen. Dann ist der »zackige Bauchtanz« angebracht. Er regt die Durchblutung im Becken stark an und ist für aktive Frauen ab dem siebten Wochenbett-Tag und auch bei Wochenflußstau wirkungsvoll. Bauchtanz ist nicht für alle Frauen unbedingt empfehlenswert. Er enthält zwar beckenbodenkräftigende Elemente, aber auch viele Bewegungen, die mit festen, fersenbetonten Tanzschritten becken- und generell körperöffnend sind. Für Frauen, die mit dieser Art von Tanz seit vielen Jahren vertraut sind oder die von sich aus einen kräftigen Beckenboden besitzen, ist so eine Bewegungsfolge jedoch nicht beckenbodenschwächend, sondern im Gegenteil allgemein stimulierend. Ungeübte Frauen sollten aber unbedingt davon absehen, wenn ihr Baby noch keine drei Monate alt ist oder wenn sie wissen, daß ihr Beckenboden eher schwach ist. Sie würden bei allen sehr körperöffnenden Bewegungen nicht genügend Beckenbodenkraft dagegensetzen können und ihn statt dessen lockerlassen.

Der »zackige Bauchtanz« hat im Grunde wenig mit dem orientalischen Bauchtanz zu tun. Die kreisende Grundbewegung ist einfach in kurze, straffende Anspannungspunkte aufgeteilt.

Wir stehen auf einem festen Boden, die Füße etwa eine Handbreit auseinander. Beim herkömmlichen Bauchtanz würden wir als eine der Grundbewegungen die Hüften mit weichen Knien um die Füße kreisen lassen, wobei die Schultern ruhig zentriert über den Füßen bleiben. Dabei wird klar, daß der Körper weich gerundet und offen ist, wenn die Hüfte von der Seite kommend vor die Füße kreist. Um dieses Öffnen zu vermeiden, spannen wir den Beckenboden in alle vier Richtungen kraftvoll an. Als erstes nehmen wir alle Kraft und ballen sie um den linken Sitzbeinhöcker. Gleichzeitig ziehen wir die Hüfte etwas nach links. Unsere Hände haben wir kurz zu Fäusten geschlossen und beide vom Handgelenk aus nach links einknikken lassen. Nach kurzer Beckenboden- und Faustspannung lassen wir alles ebenso schnell wieder locker und stehen erneut zentriert. Nun lenken wir alle Kraft des Beckenbodens zu After und Kreuzbein hin. Ohne ein Hohlkreuz zu machen, lassen wir den »Spitzpopo« hinter die Füße ragen. Unsere Fäuste haben – nach hinten einschlagend – die Anspannung unterstützt. Wieder lassen wir nach kurzem, intensivem Kraftaufbau absolut locker und stehen in der Mitte. Nun ist in gleicher Weise die rechte Seite dran. Zum Schluß schlagen wir den Beckenboden scharf und kräftig nach vorne ein, als

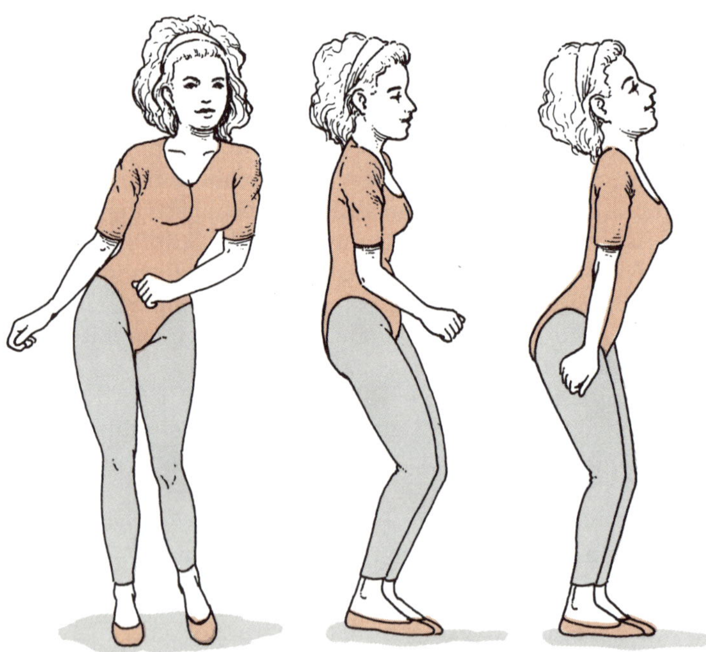

Abb. 17 Der zackige Bauchtanz

ob wir die Beckenbodenmuskeln bis zum Bauchnabel hochziehen wollten und bringen das Becken dabei vor die Füße. Die Fäuste haben wir in gleicher Richtung eingeschlagen und wie zuvor lockern wir uns nach der kurzen, kraftvollen Anspannung und sind wieder in der mittleren Ausgangsstellung.

An- und Entspannung dauern nur ca. eine Sekunde. Der »zackige Bauchtanz« kann deshalb zu allen Vier-Viertel-Takten geturnt und dem jeweiligen Rhythmus angepaßt werden. Es ist ratsam, eher langsam zu beginnen, damit wir jede Anspannungsrichtung und auch das Entspannen bewußt beobachten können.

Rückbildungsgymnastik im ersten Vierteljahr nach der Geburt

In den ersten drei Monaten nach der Geburt erleben Mutter und Kind eine körperliche und seelische Abhängigkeit, die in dieser Intensität mit sonst keinem anderen Menschen erlebt werden kann. Dabei liegt die Verantwortung für diese Totalpartnerschaft einseitig bei der Mutter. Obwohl wir heute zumeist in Kleinfamilien leben und weder die Geburt noch die Tiefe dieser Beziehung bei anderen Familienmitgliedern vorher miterleben konnten, zeigen die meisten Frauen auch heute noch einen ungebrochenen Urinstinkt in dieser umfassenden Fürsorge für das Baby, der bis zur Selbstaufgabe führen kann.

Das Ausmaß der körperlich-seelischen Öffnung bei der Geburt hat einen starken Nachhall, der es Frauen ermöglicht, sich in allen umsorgenden Tätigkeiten dem Kind ganz hinzugeben. Die Signale, die das Baby durch Grimassen, Körperbewegungen und Laute aussendet, dominieren Denken und Handeln der Mutter. Führt sie beispielsweise ein höchst interessantes Gespräch und nimmt dabei das schmatzende Suchgeräusch des Säuglings wahr, sind mit einem Schlag Inhalt und Zusammenhang der Unterhaltung ausgelöscht, und der Gesprächspartner wird völlig unwichtig. Was zählt, ist nur noch das Baby. Bevor dessen Bedürfnisse nicht gestillt sind, kann sich die Mutter auf kein anderes Thema voll konzentrieren.

Ihr Körper reagiert in genau der gleichen Weise. Wenn sie mitten in einem straffenden Turnprogramm Beckenboden, Bauch und Rücken kräftig festhält und dabei merkt, daß ihr Baby wach wird, fällt jede Anspannung sofort von ihr ab, und die Übung »verpufft«. Der Lebenshorizont scheint auf die Belange des Kindes eingeengt, und besonders beim ersten Kind fällt es vielen Müttern sehr schwer, diese kurze, intensive Phase als solche zu erkennen und sich entspannt auf sie einzulassen.

Die ersten drei Monate sind ein Zwischenstadium zwischen körperlich-seelischer Einheit in der Schwangerschaft und individuellem Sein. Erst mit dem Alter von neun bis zwölf Wochen sind im Gehirn des Babys verbindende Nervenstränge gewachsen, die es ihm ermöglichen, Zusammenhänge zu erkennen. So kann ein Neugeborenes nur aus dem Empfinden heraus weinen, es fühlt Hunger, Kälte, Bauchweh, Nässe oder Einsamkeit. Es weint noch nicht, weil es damit etwas bezwecken möchte. In dieser Zeit kann ein Kind deshalb auch nicht verwöhnt werden. Wir können es nur in seinem Selbstverständnis und -bewußtsein stärken, indem wir immer und mit eindeutiger Zuwendung auf seine Signale reagieren.

Daß diese Zwischenphase ausklingt, erlebt die Mutter z. B. daran, daß ihr Kind schon anfängt zu weinen, wenn sie gerade eben Anstalten macht, es ins Körbchen zu legen, weil es dies mit seinem Weinen verhindern will. Zuvor hat es sich immer ohne Mucks hinlegen lassen. Erst nach einer gewissen Zeitspanne hat es aus einem dann empfundenen Einsamkeitsgefühl heraus angefangen zu weinen. Oder es läßt beim Stillen plötzlich die Brustwarze los, weil jemand den Raum betritt, und schaut, wer da kommt. Vorher gab es nichts Wichtigeres als die Brust, jetzt beginnt es, seine Umgebung intensiver und bewußter wahrzunehmen.

Alle Eltern spüren diese Veränderung. Tatsächlich hat das Kind durch diesen Entwicklungsschritt eine kleine Eigenständigkeit erreicht und sich somit einen allerersten, winzigen Schritt von uns gelöst. Solche Signale zeigen, daß die körperlich-seelische Totalpartnerschaft zu Ende geht. Von da an entwickelt sich das Kind nur noch »von der Mutter weg«, sanft und oft unmerklich, aber unaufhaltsam. Wie tröstlich, daß die Natur uns und unseren Neugeborenen diese unwiederbringliche Übergangsphase zugesteht!

Bei allen, mit der Natur noch dichter verbunden lebenden Menschen wird diese Zeit durch Fürsorge, aber auch durch Riten und Tabus geschützt. Alle bezwecken letztendlich eine ruhige, sichere und ungestörte Atmosphäre und verhindern jegliche Trennung von Mutter und Kind. Auch wir wissen, daß sich dies eigentlich alle Mütter und Neugeborenen so wünschen. In der Realität paßt dies jedoch keineswegs in unsere heutigen Lebenssituationen. So fühlen sich Mütter in dieser empfindsamen Phase oft mit sich selbst nicht wohl und möchten so schnell wie möglich die Frau sein, die sie meinen, sein zu müssen. Eine Frau, die Haushalt und Baby mit Leichtigkeit bewältigt und dabei gesund, ausgeruht und liebenswürdig erscheint.

Und so scheint es nur folgerichtig, daß mitten in diese Zeit die Empfehlung fällt, an einem Rückbildungskurs teilzunehmen. Dies wird in Illustrierten und den meisten Büchern, die es zu diesem Thema gibt, so betont empfohlen, daß die Frauen sich regelrecht verpflichtet fühlen, einen solchen Kurs zu besuchen, auch wenn ihr Gefühl ihnen eigentlich etwas anderes signalisiert. Oft erscheint ihnen dieser Kursus sogar erheblich wichtiger als eine Geburtsvorbereitung.

In diesen Büchern steht ja auch meistens, daß der Körper sechs bis acht Wochen nach der Geburt wieder so zurückgebildet sein sollte, wie er vor der Schwangerschaft war. Das trifft allenfalls für die Größe der Gebärmutter zu, nicht jedoch für die Größe des Scheidenausgangs, die Beschaffenheit des Beckenbodens und auch nicht für Rücken- und Bauchmuskeln. Die Frau hat auch oft noch kleine Fettpölsterchen, die ihrer kritischen Eigeneinschätzung einen zusätzlichen negativen Anstrich verpassen. So ist es traurig, aber wahr, daß Mütter in einer Phase, in der sie von Natur aus noch absolut geöffnet sind, ernsthaft und mit beflissenem Eifer Kurse besuchen, die sie straffen und schließen sollen, damit sie wieder »wie früher« aussehen und sich auch so fühlen.

Die meisten dieser Kurse werden für Mütter alleine angeboten. Sie finden gewöhnlich abends statt, damit der Vater das Baby versorgen kann. Babys haben in den ersten drei Monaten jedoch überwiegend folgenden Rhythmus: Vormittags schlafen sie meistens, die Stillzeiten sind weit auseinandergezogen. Am Nachmittag sind sie wacher und trinken kürzer und häufiger an der Brust. Abends sind sie dann länger wach, brauchen Ansprache und Bewegung und immer wieder etwas zu trinken, bis sie irgendwann zwischen 20 und 22 Uhr gut und fest einschlafen. Der Besuch eines solchen Kurses bedeutet also zum einen die Schwierigkeit, zu einer bestimmten Zeit wegzukommen. Zum anderen zielt das Gymnastikprogramm dieser Kurse in erster Linie darauf, die Bauchmuskeln zu straffen. Natürlich werden auch Rücken und Schultern kräftigende Übungen eingeflochten, und immer ertönt dabei das Kommando: »Beckenboden anspannen!« Ein Bewußtsein für den Beckenboden wird jedoch selten vermittelt, und so ist ungewiß, was die Frau außer Oberschenkel- und Gesäßmuskeln tatsächlich anspannt.

Ganz davon abgesehen ist es aber in diesen Monaten von grundsätzlicher Bedeutung, daß sie körperoffen ist, sonst würden Muttermilch und Emotionen zurückgehalten werden. Frauen, die übereifrig und eisern ihre täglichen Turnübungen absolvieren, werden höchstwahrscheinlich Schwierigkeiten beim Stillen bekommen. Diese Übungen stören also die wichtige Totalpartnerschaft zwischen Mutter und Kind. Zum Glück ist es gewöhnlich so, daß die Frau – sobald sie wieder zu Hause angekommen ist – ihr Kind in die Arme nimmt und aus instinktivem Reflex alles wieder öffnet. Exzessive bauchmuskelkräftigende Übungen wirken überdies in den ganzen ersten drei Monaten beckenbodenbelastend (siehe Seite 68).

Und zum dritten ist die Zeit, in der die Mutter ihr Baby alleinlassen muß, zu lang. Sie beträgt durchschnittlich zwei bis zweieinhalb Stunden, wenn der Kursus eine Stunde dauert und An- und Abfahrt mit eingerechnet werden. Ein voll gestilltes Kind wird in dieser Zeit wahrscheinlich mindestens einmal nach der Mutterbrust verlangen. Es ist vorprogrammiert, daß selbst der willigste und geduldigste Vater undankbares, wütendes Geschrei erntet, wenn er seinem Kind mit Gummisauger und Tee oder abgepumpter Milch ein Angebot macht. Wenn die Mutter endlich nach Hause kommt, sind alle erschöpft. Die Mutter vom Hin- und Herfahren und Turnen (wobei sie immer voller Unruhe an Kind und Mann denken mußte), der Vater, weil er nur Undank und Ablehnung erfahren hat, und das Baby, weil es so lange schreien mußte, ohne sein dringendstes Bedürfnis befriedigt zu bekommen. Es wird bis in den nächsten Tag hinein noch unruhig sein.

Also: Körperstraffende und körperschließende Übungen haben in dieser Zeit nur eine geringe Wirkung und stören die kurze Zeit der Totalpartnerschaft zwischen Mutter und Kind.

Wohl zu empfehlen sind jedoch lockere Mutter-Baby-Gruppen, bei denen man auch mal fehlen darf, wenn die Nacht zuvor unruhig war. Die Gruppen sollten nicht zu groß sein, denn wenn mehr als acht Frauen mit Babys teilnehmen, sind sicher mehr als zwei Frauen mit älteren Kindern dabei. Es entsteht dann eine zwar sehr nette und meist recht heitere Unruhe, die aber gemeinsame Bewegungsmöglichkeiten einschränkt und für die Babys oft zuviel Hektik und Streß bedeuten. Aber auch bei solchen Gruppen ist es nicht immer leicht, mit Baby zu einer bestimmten Zeit zu erscheinen. Sie finden aber meist vor- oder nachmittags statt, und da die Trennung entfällt, wird der Besuch zum gemeinsamen Erlebnis.

In diesen Gruppen, die meist von Hebammen angeboten werden, sollte das richtige Tragen des Babys, die beckenboden- und rückenschützende Haltung beim Wickeln, Schieben des Kinderwagens und bei den täglichen Hausarbeiten besprochen und gezeigt werden (siehe Seite 109). Außerdem geht es meist um gute Stillpositionen und Probleme beim Anlegen, Aufstoßen oder bei anderen alltäglichen Verrichtungen mit dem Kind.

Daß Mütter in dieser Lebensphase besonders Ruhe und Entspannung nötig haben, kommt in unseren Kleinfamilien meist zu kurz. Deshalb ist es wünschenswert, daß in Mutter-Kind-Gruppen auch Entspannungsübungen stattfinden und daß dem Erfahrungsaustausch genügend Raum gegeben wird, um Streß und Einsamkeitsgefühle, die viele Mütter in dieser Zeit erfahren, abzubauen. Es tut einfach gut zu wissen, daß Unsicherheit, Angst, Wut und Auflehnung Gefühle sind, die alle Mütter in dieser Phase durchleben. Diese Empfindungen können so übermächtig erscheinen, daß sich eine Mutter ihrer Lebenssituation nicht mehr gewachsen fühlt. Gemeinsam mit anderen kann sie dann besprechen, was sie verändern könnte, oder sie bekommt das Gefühl, nicht allein zu sein, was oft schon genügt, um das Leben und die Gemeinsamkeit mit dem Baby wieder positiv zu sehen. Außerdem lernen die Mütter bei solchen Treffen, sich selbst im Tagesablauf eine Erholungspause zu gönnen und dabei kein schlechtes Gewissen zu haben.

Es gibt viele effektive Methoden, um sich zu entspannen. Eine der einfachsten und oft wirksamsten Atemübungen ist **das Gähnen**. Von einem wirklich befreienden Gähnen ist bei uns häufig nur ein verspanntes Öffnen des Unterkiefers mit leicht geblähten Nasenflügeln übriggeblieben – denn Gähnen ist ja unschicklich. Um es neu zu lernen, sollten wir einen Hund oder eine Katze beobachten, beide führen es uns perfekt vor. Als erstes öffnen sie das Maul. Dabei schieben sie die Zunge etwas vor, um so den Rachenraum bis zum Schlund weitzustellen. Das Einatmen erfolgt in großen und kleineren Schüben und ist etwas in die Länge gezogen. Wir können bei diesen Tieren gut beobachten, wie sich ihr Brustkorb erweitert, denn sie strecken die Vorderläufe auf dem Boden vor, als ob sie für all die frische Luft noch mehr Platz schaffen wollten. Wenn sie zur Ausatmung übergehen, wird die Wirbelsäule bis in den Schwanz hinein wellig riffelnd gestreckt, wobei sie die Hinterläufe kräftig in den Boden stemmen. Besonders Hunde lassen dabei genußvolle, grunzende Laute hören.

Dieses wohlige Gähnen der Tiere können wir – am besten auf Matten oder weichen Unterlagen auf dem Boden liegend – kopieren. Beim Ausatmen müssen wir »nudeln«, indem wir es in die Länge ziehen und dabei beobachten, wie es sich wellig-drehend den Körper hinunter bis in die Füße verselbständigt. Das Bedürfnis, dabei »Laut zu geben« und darin unser momentanes Empfinden auszudrücken, braucht etwas Mut, tut aber unendlich gut. Mit so einem herzhaften Gähnen läßt sich eine Entspannungspause ebenso gut beginnen wie beenden.

Eine andere gute Methode ist **die beobachtete Entspannungsatmung**. Dabei liegen wir bequem auf Matten oder weichen Unterlagen auf dem Boden und beobachten, wie unser Körper den Atem fließen läßt. Unser ganzes Leben führt er diese, meist unbewußt ablaufende Funktion aus. Beim Einatmen saugt er die Luft, die uns rundum umgibt, durch Nase, Rachen, Luftröhre und Bronchien in die Lunge mit ihren Tausenden von Lungenbläschen hinein. Dafür sind viele, teilweise recht komplizierte Arbeitsgänge nötig, z. B. weiten sich die Rippen und dehnt sich das Zwerchfell nach unten. Beim Ausatmen muß der Körper jedoch gar nichts tun. Er kann, wenn er möchte, den Atemfluß zum Singen, Pusten, Pfeifen oder Sprechen benutzen oder er läßt das elastische Lungengewebe einfach »zusammenfallen«. Die Luft gleitet dadurch zuerst zügig, dann weicher heraus, bis die Einatmung erneut zuverlässig beginnt.

Bei dieser »beobachtenden Atmung« begleiten wir insbesondere das Einatmen. Die einfließende Luft macht sich breit, es ist, als weiche der Körper vor ihr innerlich zurück. Nichts soll den Atemfluß behindern oder einengen, er darf überall hin und unseren ganzen Rumpf ausfüllen. Unser Körper empfängt die Luft wie einen willkommenen Gast, er bietet sich ihr dar und läßt sie in sich hinein. Atemrhythmus und -tiefe sollten dabei unbeeinflußt bleiben. Wir fühlen die Luft bis in unsere Arme und Beine gleiten, und oft fallen wir dabei in leichten Schlaf.

In dieser entspannten Lage lassen wir die Gedanken einfach laufen, wie sie kommen, sortieren jedoch alles Unangenehme heraus und atmen es beim Ausatmen von uns weg. In schwierigen Lebenssituationen hilft uns das, die positiven Seiten wieder bewußter wahrzunehmen und die Dominanz des Negativen, Störenden zu brechen.

Bei solchen Gruppentreffen darf ruhig auch Gymnastik gemacht werden – aber eine, die der engen Beziehung zwischen Müttern und Babys Rechnung trägt. Die Babys können z. B. in die Mitte des Raumes gelegt werden, während sich die Mütter im Kreis drumherum gruppieren. Größere Geschwisterkinder gesellen sich gern zu den Müttern und machen mit. Die Gymnastik sollte allgemein stimulierend und nicht erschöpfend wirken. Sie sollte eine harmonische Ganzkörperbewegung unterstützen und sich nicht auf einige wenige Muskelgruppen konzentrieren. Stillende Mütter und Frauen mit sehr weichem Beckenboden haben oft starke Verspannungen im Schulterbereich, es scheint, als ob der Oberkörper versuche festzuhalten, was der Unterkörper nicht tragen kann.

Von den nachfolgend genannten Übungen darf an einem Treffen nur eine Auswahl geturnt werden, sonst wäre es viel zu anstrengend. Nicht die Zahl der Übungen ist wichtig, sondern die Art und Weise, wie sie absolviert werden – mit Freude und dem nötigen Verständnis für die jeweiligen Körperbereiche.

Ein schöner Einstieg sind gymnastische Bewegungsabläufe zu flotter Musik: Wir gehen im Kreis und stellen uns vor, über spitze Steine zu gehen, die bei jedem Schritt von unten in die Fußsohlen pieksen. Danach laufen wir durch weichen Sand, der im Sommer kühl und im Winter warm sein darf. Wir gehen über harten Asphalt oder ein Stoppelfeld, einen frischgepflügten Acker oder versacken in muffigem Matsch. Wir waten durch einen eiskalten Bach oder erfrischen die Füße in einer Wiese voller Morgentau.

Zum Schluß tanzen wir nach eigenem Bedürfnis mehr oder weniger springend und kreisend durch eine Blumenwiese.

Nun stehen wir im Kreis und **wippen mit geschlossenen Beinen**. Wenn wir die Knie beugen, bildet der Körper von den Knien bis zu den Schultern eine Linie, so daß eine gute Spannung in Beckenboden, Bauch und Rükkenmuskeln entsteht. Die Arme halten wir in Schulterhöhe ausgestreckt. Die Hände ballen wir beim Einknicken zur Faust, beim Aufrichten spreizen wir die Finger weit auseinander. Danach ändern wir die Übung etwas ab. Die Arme gleiten langsam nach vorne, bis sich die Hände treffen, dabei öffnen und schließen sich die Hände im Takt des Wippens. Nun gleiten sie wieder in Schulterhöhe zur Seite zurück. Oder wir strecken die Arme in Schulterhöhe nach vorne und drehen die Hände während des Wippens kräftig gegeneinander, als ob wir klatschnasse Handtücher auswringen müßten. Oder wir halten die Handflächen nach oben, als ob wir darauf ein Tablett mit 10 vollen Sektgläsern balancieren würden. Das verstärkt die Arbeit der Beckenboden-, Rücken- und Bauchmuskeln beim Wippen.

Sinnvoll sind auch **Streckgriffe in die Höhe**, wobei wir abwechselnd den rechten und linken Arm mit den Fingern nach oben und jeweils das Bein der Gegenseite nach hinten strecken. Oder wir stehen aufrecht, die Beine leicht gegrätscht, die Arme nach oben gestreckt, und beugen den Oberkörper nach vorne. Den Beckenboden halten wir inklusive der Sitzbeinhöcker gut fest und strecken die Arme im Takt abwechselnd noch weiter vor. Der Bekkenboden zieht dabei nach vorne, als ob der U-Muskel über das Schambein hinaus bis in die Fingerspitzen gezogen werden soll. 10- bis 20mal ziehen, danach die Arme nach unten baumelnd gut ausschütteln. Leicht über die Seite geneigt richten wir uns wieder auf, wobei der Beckenboden die etwas »eingeschlagene« Spannung beibehält und erst anschließend lockerläßt.

Beim **Brust-Wipper** stehen wir leicht gegrätscht, verschränken die Arme in Schulterhöhe, pressen die Hände von innen an die Oberarme und verstärken und lösen den Druck 10- bis 20mal. Dabei beobachten wir, wie die Brüste von den Brustmuskeln »gewippt« werden.

Für die Übung **Streck und Einschlag** stehen wir in Schrittstellung, das Gewicht liegt auf dem rechten vorderen Fuß. Der rechte Arm ist hochgestreckt, wir schauen zur Decke und versuchen, uns so hoch wie möglich zu strecken. Danach holen wir den linken Fuß zum rechten vor, nehmen den rechten Arm herunter und ziehen den Beckenboden kräftig nach vorne. Die Hände ballen wir zu Fäusten und knicken gleichzeitig in den Ellenbogen ab, als ob wir ein festes Seil kräftig zu uns heranziehen wollten. Die Knie sind leicht gebeugt. Von den Knien bis zu den Schultern bilden wir eine Linie. Danach kehren wir in die Schrittstellung zurück und strecken uns diesmal links in die Höhe. Diese Übung muß anfangs sehr langsam (etwa 10mal) ausgeführt werden, damit der Bewegungsablauf stimmt. Später das Tempo steigern. Diese Übung unterstützt die aufrechte Körperhaltung und betont den Beckenboden bzw. das Beckenbodenbewußtsein.

Für die Übung **langer Strich** stehen wir mit den Füßen nur einen Spalt breit auseinander und strecken beide Arme so hoch wir können. Dann lassen wir die Hände parallel nach links hinunterschwingen und schieben dabei mit der Hüfte nach rechts. Den Beckenboden spannen wir gleichzeitig an und ziehen ihn nach vorne. Den Rücken nicht runden! Dann schwingen wir Hände und Arme wieder parallel nach oben und strecken den Körper. Das ganze zur linken Seite wiederholen.

Als Bodengymnastik eignen sich neben den »Angeber-Kreisen« (siehe Seite 71) noch folgende Übungen:

Der seitliche Rumpfstrecker

Wir liegen auf dem Rücken und stellen den rechten Fuß auf, die Hände liegen ausgestreckt und leicht abgewinkelt neben uns. Nun wird das hochgestellte Knie über das liegende Bein hinübergerollt. Dabei lösen sich Hüfte und Fuß vom Boden. Wir versuchen, mit dem Knie den Boden zu berühren, was aber nicht unbedingt sein muß. Die rechte Schulter sollte dabei liegenbleiben. Nach dem Auftippen holen wir das Knie wieder ganz zurück, so daß auch die Hüfte wieder aufliegt. Diese Übung müssen wir langsam ausführen, insgesamt ca. viermal nach jeder Seite und mit eingeflochtenen Entspannungszeiten.

Das kopflastige Metronom

Wir liegen auf dem Rücken, haben die Beine gestreckt und unsere Hände unter das Gesäß geschoben. Den Beckenboden ziehen wir fest in die rechte Hand, gleichzeitig ziehen wir die rechte Schulter noch weiter herunter. Den Kopf müssen wir, ihn etwas über dem Boden haltend, mitgleiten lassen. Für den Rückweg zur Geraden brauchen wir genau so lange wie für das seitliche Zusammenziehen. Nun pendeln wir in der gleichen Weise nach

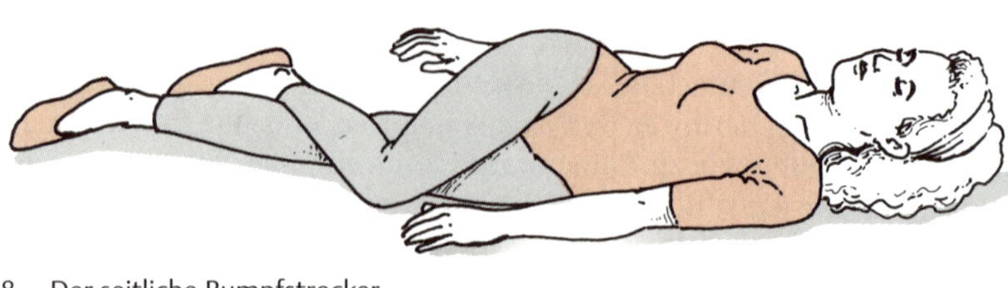

Abb. 18 Der seitliche Rumpfstrecker

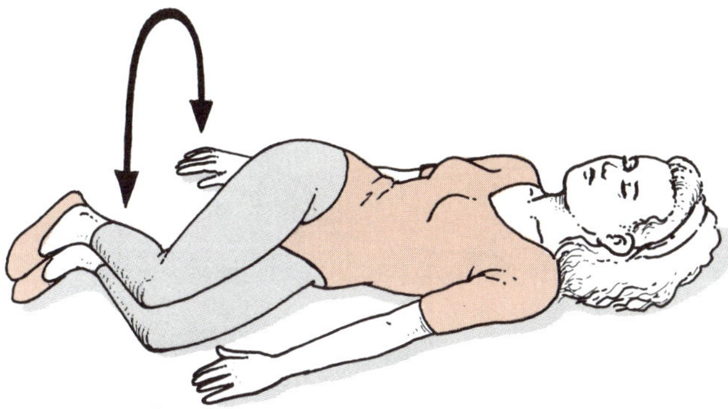

Abb. 19 Das Beckenrollen

links. Diese Übung aktiviert Beckenboden, Bauch und Rücken besonders gut, wenn sie sehr langsam ausgeführt wird.

Das Beckenrollen

Wir stellen die Beine im Liegen angehockt auf und heben sie dann leicht an. Die Oberschenkel sollten senkrecht stehen, die Beine bleiben aneinandergepreßt. Unsere Arme liegen leicht abgespreizt neben dem Körper. Ohne daß wir die Oberschenkel dichter an uns heranziehen, lassen wir die Beine langsam nach rechts und dann in großem Bogen nach links herunterkippen. Achtung: Wir können diese Übung mit und ohne Beckenbodenarbeit ausführen. Also lassen wir zuerst nur unsere Bauchmuskeln die Arbeit leisten und testen für uns aus, wie sich das anfühlt. Nach einer kleinen Pause, in der wir die Füße aufstellen, lassen wir nun den Arbeitsimpuls vom Beckenboden ausgehen. Es ist deutlich zu fühlen, wieviel effektiver unser Körper nun zusammenarbeitet.

Als Entspannung zwischen den Übungen strecken wir »alle Viere« in die Höhe und schütteln die Spannung sanft heraus.

Der hohe Abspreizer

Wir legen uns auf die Seite und stabilisieren uns, indem wir die Hand des oberen Arms vor der unteren Schulter auf den Boden legen. Den unteren Arm schieben wir unter den Kopf. Wir strecken das obere Bein und heben es dann gerade nach oben an. Dort halten wir es ein paar Sekunden und senken es wieder ab. Vier- bis achtmal auf jeder Seite wiederholen. Danach drehen wir uns auf den Bauch, schieben einen Keil unter die Hüften und lassen den Kopf auf den Händen ruhen. Wir heben auch in dieser Lage die gestreckten Beine im Wechsel an und halten sie in der Höhe jeweils ein paar Sekunden, bevor wir sie wieder ablegen. Nach jedem Senken ein paar Sekunden entspannen, bevor das andere Bein dran ist. Insgesamt viermal pro Seite.

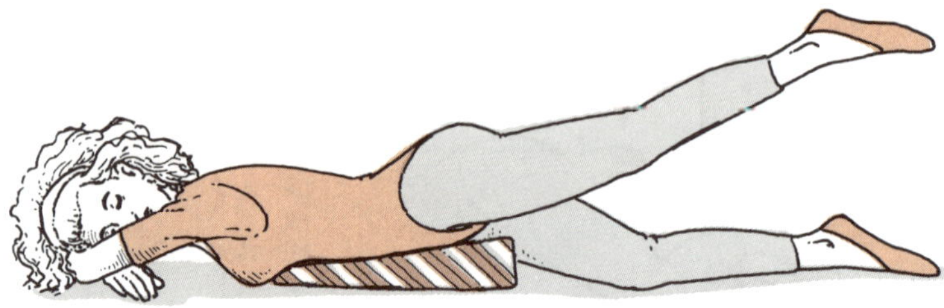

Abb. 20 Der hohe Abspreizer

Auch bei dieser Übung können wir ohne Beckenbodenarbeit turnen. Das wäre allerdings sehr schade, denn sie stimuliert besonders gut den innersten Hauptmuskel. Der Beckenboden kann mit allen seinen Schichten mithelfen, das Bein anzuheben. Wenn es oben steht, können wir den Aftermuskel spannen und in uns hinein»saugen«. Diese Übung eignet sich also besonders gut für Frauen, deren Aftermuskel gekräftigt werden muß und/oder bei denen die Hebefunktion des innersten Hauptmuskels geschwächt scheint.

Brustschwimmen

Diese Übung drückt – weil sie in Bauchlage erfolgt – bei einigen Frauen auf die empfindlichen Brüste. Wir legen deshalb ein kleines Kissen unter den Busen, dann geht es besser. Wir liegen also auf dem Bauch, strekken die Arme weit über den Kopf und bleiben so ein paar Sekunden entspannt liegen. Während des Einatmens heben wir Kopf und Oberkörper an und führen die Arme wie in einer groß ausholenden Schwimmbewegung nach hinten. Die Arme bleiben dabei über dem Boden. Wenn sie neben dem Rumpf angekommen sind, verweilen wir ein paar Sekunden in dieser »Schwanenstellung«, bis wir die Hände unter der Brust wieder zusammenführen. Nun schieben wir – wie beim Schwimmen – die aufeinanderliegenden Hände weit nach vorne. Dabei atmen wir aus und entspannen uns wieder ein paar Sekunden, bevor wir das ganze insgesamt vier- bis sechsmal wiederholen.

Unterarmstütz

Dafür stützen wir uns aus der Bauchlage auf die Unterarme, heben den Rücken leicht an und lassen unsere Knie und die aufgesetzten Zehen unser Gewicht tragen. Nun heben und senken wir den Oberkörper im Takt ca. achtmal.

Zum Schluß kauern wir uns auf die Knie und lassen Kopf und Arme zum Boden sinken, so daß wir alles ganz lockerlassen können. Über den Vierfüßlerstand richten wir uns dann langsam über die Seite wieder auf, spannen dabei den Beckenboden und ziehen ihn nach vorne. Ein herzhaftes Gähnen mit Recken und Strecken beendet das Turnen.

Beckenbodenbeschwerden

Diese Beschwerden entstehen, weil das Beckenbodengewebe zu weich und nachgiebig ist oder weil sich eine starke Verspannung im Becken aufgebaut hat. Probleme, die auf zu nachgiebiges Gewebe zurückzuführen sind, machen den größeren Anteil aus. Sie können bis zu einer kaum kontrollierbaren Urin- oder Stuhlinkontinenz führen, oft treten Scheidenwände oder Gebärmutter aus dem Scheideneingang heraus. Es ist jedoch ein langer (Leidens-)Weg, bis ein Beschwerdebild derart drastisch wird. Anfangs beobachten die betroffenen Frauen an sich alle Ähnliches, ignorieren diese Veränderungen jedoch oder sehen sie als unumgänglich an. Auch wenn sich die Beschwerden langsam verstärken, ist die Versuchung groß, »bloß kein Aufhebens« darum zu machen, insbesondere nicht, weil diese Schwierigkeiten ja nicht immer, sondern nur zeitweise auftreten.

Außerdem kostet es Überwindung und Mut, eine angeblich so peinliche Angelegenheit einem Arzt zu offenbaren. Das ist keineswegs nur bei der älteren Generation so, sondern fast ebenso häufig bei jüngeren Frauen. Hinzu kommt, daß die meisten Ärzte nur einen Rat wissen: die Operation, weil sonst angeblich nichts hilft. Das trifft allerdings nur sehr selten zu. Mit konsequenter gymnastischer Eigenarbeit können die meisten Frauen ihre Beschwerden wegturnen oder sie zumindest so verringern, daß sie ein normales Leben führen können. Natürlich ist der Erfolg abhängig von der Disziplin und Motivation beim Turnen. Beginnt die Frau schon bei den leichtesten Beschwerden mit gezielter Gymnastik, werden diese rasch verschwinden. Vorausgesetzt, sie lebt von nun an beckenbodenbewußt, kann sich eine schwere Beckenbodenschwäche gar nicht erst entwickeln, da sie auch fortan bei den ersten Anzeichen weiß, was zu tun ist.

Der Aufbau der Beschwerdebilder entwickelt sich gewöhnlich in dieser Reihenfolge:

1. Bei einer leichten Schwäche des Beckenbodens beobachten Frauen an sich ein weicheres, offeneres Gefühl, insbesondere in bezug auf die Scheide. Bei dem Versuch, durch Zukneifen mehr Kraft in diese Weichheit zu schicken, spüren sie kaum eine Besserung. Beim Geschlechtsverkehr wird ihnen die Lockerheit und verminderte Anspannungskraft besonders bewußt. Die Scheide wird allgemein als so geräumig empfunden, daß die Frau den Penis des Partners nur beim Eindringen fühlt. Dieses Bild einer lockeren Scheide und eines kraftlosen Beckenbodens ist so häufig, daß amerikanische Sexualforscher es »the lost penis syndrome« nennen (»Syndrom des verlorenen Penis«). Auffällig ist, daß diese Frauen meist die Gewohnheit haben, sich beim Liebesakt hingebend zu öffnen. Lernen sie durch ge-

zieltes Beckenbodentraining, ihre Beckenbodenmuskeln zu nutzen und deren Kraft zu steigern, können sie oft ein intensiveres, vielfältigeres Sexualleben entwickeln.

Diese leichteste Form der Beckenbodenbeschwerden ist in den meisten Fällen auf eine vorausgegangene Geburt zurückzuführen, kann aber auch durch Überbelastung oder chronischen Husten entstehen.

2. Die nächste Stufe der Beschwerden ist ein Schweregefühl im Bekken, das besonders bei beckenbodenbelastenden Situationen auftritt. Auch hier ist eindeutig, daß die körperoffene Haltung dabei eine erhebliche Rolle spielt. Beim Heben eines Kleinkindes, bei langem Stehen, Treppensteigen, Bergablaufen und besonders am Abend eines aktiven, arbeitsreichen Tages nehmen die Schwere und das Druckgefühl in Richtung Scheide zu. Einige Frauen empfinden dies besonders stark an den Tagen kurz vor oder am ersten Tag ihrer Menstruation, wenn ein Schwellungs- und Wundheitsgefühl die Beschwerden verstärkt.

Ein solches Druck- und Schweregefühl stellt sich nicht selten auch nach den Wechseljahren ein. Weiches Gewebe erschlafft dann aufgrund der verminderten Östrogenproduktion und möglicherweise geringeren körperlichen Bewegung noch mehr.

3. Die Frau spürt etwas im Scheideneingang, anfangs nur bei sehr belastenden Situationen. In Ruhe oder bei beckenbodenentlastenden Tätigkeiten (wenn wir z. B. vornübergebückt auf den Knien arbeiten) verschwindet das Gefühl. Erfolgt keine Behandlung, kann der vorandrängende Körperteil aus dem Scheidenausgang heraustreten. Dies ist durch Gymnastik allein selten zu beheben und benötigt fast immer einen chirurgischen Eingriff.

Auffällig ist, daß Frauen, deren Beschwerden auf ein Erschlaffen der Organe und der Beckenbodenmuskulatur zurückgehen, sich allgemein schlaff fühlen. Dies hängt damit zusammen, daß die Beckenbodenmuskeln im Wurzel-Chakra, also im Energiezentrum des tiefsten Ichs oder Ur-Ichs liegen (siehe auch Seite 37). Deshalb neigen Frauen dann eher dazu, sich nicht mehr so wichtig zu nehmen, bis hin zur Selbstaufgabe.

Da der Beckenboden unser Erscheinungsbild prägt und dadurch einen starken Bezug zum Rücken hat, sind Rückenschmerzen häufig. Ein schwacher Beckenboden hat immer einen schwächenden Einfluß auf den unteren Rücken. Im Schulterbereich versuchen Frauen dann oft unbewußt, mehr zu leisten, um ihre Schwäche nach unten auszugleichen. Hierdurch entstehen Verspannungen im Rücken- und Nackenbereich, die auch Kopfschmerzen auslösen können.

Eine genaue vaginale Untersuchung kann zeigen, wo die Schwäche im Becken lokalisiert ist. Leider kommt es immer wieder vor, daß Frauen mir ihre Beschwerden schildern, dann aber berichten, daß der Frauenarzt »alles in Ordnung« befunden hat – allerdings ohne von ihren Problemen zu wissen. Auf dem gynäkologischen Stuhl befindet sich das Becken in einer eher entlasteten Stellung. Ist die Frau vor Aufregung etwas verspannt, kann der Befund bei einer oberflächlichen Untersuchung normal erscheinen. Für ein vertrauliches Gespräch, bei dem gezielt nach Inkontinenz-Beschwerden oder häufigeren Toilettengängen gefragt wird, haben Ärzte oft zu wenig Zeit. Einige führen derartige Gespräche während der vaginalen Untersuchung, was für eine Frau ohnehin unakzeptabel ist. Diese kurze Besprechung sollte immer vorher stattfinden, wenn die Frau angekleidet ist. Alles andere ist entwürdigend.

Frauen sollten wissen, daß inzwischen auch in Deutschland Hebammen außerhalb geburtshilflicher Situationen vaginal untersuchen dürfen. Sie haben meist mehr Zeit für Gespräche, auch intimerer Art, als Ärzte und sind – was die Untersuchungstechnik betrifft – mindestens so kompetent wie Frauenärzte.

Welche Probleme gibt es?

Harninkontinenz

Die Beobachtung, daß ganz unmißverständlich ein paar Tröpfchen oder aber ein kleiner Schub Urin unkontrolliert abgehen, trifft uns tief. Nicht »dicht« zu sein, bedeutet, nicht ganz vollwertig zu sein. Nur Kleinkinder, Kranke und nicht ganz »zurechnungsfähige« Menschen machen sich naß. Die Angst vor peinlichen Situationen führt dazu, daß Frauen seltener oder gar nicht mehr ausgehen, auch vom Sport ziehen sie sich unter irgendeinem Vorwand zurück.

Für unkontrollierten Harnabgang gibt es etliche unterschiedliche Bezeichnungen. Viele, teils recht komplizierte Untersuchungen geben mehr oder weniger gut Aufschluß, wie der Urinabgang medizinisch zu benennen ist. »Inkontinenz« ist der allen Arten gemeinsame Sammelbegriff. Einer der wichtigsten Anhaltspunkte ist die Frage: Wann verliere ich Urin? Wenn dies nur bei plötzlicher Belastung wie Husten, Niesen, Springen, Lachen, Rennen auftritt, dann jedoch unkontrolliert, handelt es sich um eine »Streß-Inkontinenz«. Entsteht ein plötzliches Gefühl, sofort unbedingt zur Toilette zu müssen, und geht Urin ab, wenn diese nicht schnell genug erreicht wird, sprechen Ärzte von einer »Drang-Inkontinenz«. Beide Formen können auch gleichzeitig vorkommen. Wenn bei vielen Bewegungen Urin abgeht, die Blase aber noch gar nicht voll ist, handelt es sich meist um eine »Überlauf-Inkontinenz«.

Am Anfang stehen meist die Symptome einer Streß- oder Drang-Inkontinenz. Bleibt dies unbehandelt oder schlägt die Therapie fehl, verschlimmert sich die Inkontinenz oft langsam zu der gemischten Form von Streß- und Drang-Inkontinenz.

Viele Frauen meinen fälschlicherweise, daß sie während des Geschlechtsverkehrs Urin verlieren, weil sie glauben, daß nur so eine derartige Nässe entstehen kann. In den meisten Fällen handelt es sich dabei jedoch um eine ganz normale Drüsenflüssigkeit. Diese wird allerdings in sehr unterschiedlichen Mengen abgegeben, was nicht nur von Frau zu Frau variiert, sondern auch von der Intensität der Vereinigung abhängt.

Der weitaus häufigste Grund für einen Urinabgang während der Liebe liegt nicht an einem schwachen Beckenboden, sondern an dem Liebesverhalten der Frau. Einige Frauen öffnen sich in ihrer Lust derartig, daß sie sich ihrem Partner »entgegenschieben«. Manche können direkt sehen, wie im Moment des Sich-Öffnens ein Urinschub aus der Harnröhre abgeht. Bei ihnen hat der Beckenboden oft dennoch einen guten Tonus und genügend Spannkraft. Der gynäkologische Befund ist auch meistens normal. Durch ein bewußteres Benutzen des Beckenbodens können diese Frauen sich kontrollieren und – wenn sie möchten – die Inkontinenz verhindern.

Stuhlinkontinenz

Die Stuhlinkontinenz ist glücklicherweise viel seltener als die Harninkontinenz, aber bei knapp der Hälfte der betroffenen Frauen besteht gleichzeitig auch eine Blasenschwäche. Eine Stuhlinkontinenz seit dem Kindesalter ist meist auf eine Nervenschädigung und/oder sexuellen Mißbrauch zurückzuführen. Bei jungen Frauen ist sie meist Folge einer Geburtsverletzung oder von Unfällen und Krankheiten, bei denen Lähmungen des Nervensystems aufgetreten sind oder der Stuhl wäßrig-schaumig und schleimig ist. Bei älteren Menschen kommen chronische Hämorrhoidalleiden, chronische Stuhlverstopfung, verbunden mit falschem Preßverhalten und Bewegungsmangel hinzu.

Auch hier gibt es verschiedene Schweregrade. Die leichteste Form ist das unvermeidliche Entweichen von Winden und dünnflüssigem Stuhl, das an der Grenze zum Normalen liegt, die schwerste besteht in der Unfähigkeit, auch nur dem schwächsten Druckimpuls standzuhalten. Ein Mastdarmvorfall ist eine schmerzhafte Komplikation, die fast immer auf einen völlig schlaffen Beckenboden hinweist. Meist entsteht er erst im höheren Alter.

Sofern der Afterschließmuskel komplett ist, lassen sich die Beschwerden mit Beckenbodengymnastik meist so weit bessern, daß die Inkontinenz nicht mehr störend ist bzw. verschwindet. Wir wollen deshalb alle betroffenen Frauen nachdrücklich ermutigen, ihr Problem nicht schamhaft zu verschweigen oder damit mehr schlecht als recht zu leben, sondern es anzugehen und einen Kursus in aufbauender Beckenbodengymnastik zu suchen. Dieses Buch kann dazu wichtige Anregungen geben, und wer gleich aktiv mit dem Turnen beginnt, hat den »Stier« bereits bei den »Hörnern« gepackt.

Schmerzen beim Geschlechtsverkehr

Wie wir zu unserer eigenen Geschlechtlichkeit stehen und wie wir sie ausleben können, hat in unserem Leben einen erheblichen Stellenwert. Dies gilt für Männer wie Frauen gleichermaßen. Beobachten Kinder eine liebevolle Achtung zwischen den Eltern, ist dies für ihre geschlechtliche Entwicklung wichtiger als der genaueste und sachlichste Biologie- oder Sexualkundeunterricht in der Schule. Was Kinder und Jugendliche im engsten Familienkreis an zwischenmenschlichen Beziehungen erlebt haben, prägt ihre Erwartungen und Ängste in bezug auf die geschlechtliche Liebe am stärksten. Eine in sich wachsende, gleichberechtigte Partnerschaft ist eine Wunschvorstellung vieler Menschen. In der Realität ist sie jedoch nur dort zu finden, wo Offenheit neben Liebe und Achtung möglich ist.

Daß in Verbindung mit Sexualität zwischen Paaren sehr viel Brutalität – seelische wie körperliche – ausgetragen wird, ist leider nur allzuoft auch Kindern bekannt. Viele Mädchen sind sexuellen Anspielungen von seiten männlicher Familienmitglieder ausgesetzt. Die feine Grenze, die hier leicht überschritten wird, ist nicht nur für ihre späteren Partnerschaften eine existenzielle Erfahrung. Wie häufig Mädchen tatsächlich sexuelle Berührungen bis hin zu sexuellem Mißbrauch erleben, liegt im Dunkeln. Daß diesen Kindern und Frauen heute besser als früher geholfen werden kann, kommt daher, daß sexuelle Probleme generell offener und ehrlicher behandelt und akzeptiert werden und daß es inzwischen vielerorts auch spezielle Beratungsstellen gibt, in denen sowohl Mädchen als auch Frauen Rat und Beistand finden.

In jeder Partnerschaft werden auf sexuellem Gebiet schwierige Phasen zu meistern sein, in denen sich besonders beim Geschlechtsverkehr

Störungen entwickeln können. Allerdings sind Frauen dabei in einer ganz besonderen Lage. Wenn ein Mann keinen Sex haben will, äußert sich dies ganz deutlich – er bekommt keine Erektion. Damit ist die Sache klar. Zwar empfinden Männer dies in der jeweiligen Situation natürlich als sehr belastend und kränkend, aber keine Macht der Welt wird sie dann zum Geschlechtsverkehr zwingen können – es geht einfach nicht. Bei Frauen ist das ganz anders. Wenn sie keine Lust haben, können sie dies zwar sagen und deutlich machen – ob ein Mann dies jedoch respektiert, steht auf einem anderen Blatt. Frauen können sich einem Geschlechtsverkehr nur insoweit körperlich verweigern, als sie die Scheidenmuskulatur – und damit den Beckenboden – so verspannen, daß sie »dicht« machen, das heißt, daß der Mann nicht eindringen kann. Dieses »Verneinungszeichen« ist jedoch ziemlich selten und gelingt nicht »auf Befehl«. Eine Vielzahl von Frauen läßt Tag für Tag lustlos und ohne innere Bereitschaft Geschlechtsverkehr zu – aus welchen Gründen auch immer. Viele empfinden dabei nur Schmerzen und Abneigung.

Für diese Schmerzen gibt es immer einen Grund, und in den meisten Fällen könnten sie behoben werden. Am häufigsten liegt es ganz banal an einem zu plumpen und mit mangelhaftem Einfühlungsvermögen vollzogenen Geschlechtsverkehr. Nicht selten besteht auch ein Mißverhältnis bei den Geschlechtsorganen, z. B. daß die Frau eine eher schmal und kurz gebaute Scheide hat, der Mann hingegen einen sehr großen Penis. Diese Paare brauchen Aufklärung und Hinweise, welche sexuellen Stellungen für sie zu empfehlen sind. Ein zu enger Scheideneingang kann gedehnt oder mit einem kleinen chirurgischen Eingriff erweitert werden. »Pro Familia« und Familien- und Eheberatungsstellen können hier ebenso weiterhelfen wie Gynäkolog(inn)en.

Ein enger Scheideneingang kann sich jedoch auch aufgrund einer Verletzung bilden, z. B. aufgrund von Vernarbungen nach einem Dammschnitt. Es gibt einige Ärzte, die sich besonders gut auf eine chirurgische Korrektur solcher Narben verstehen. Allerdings ist Vorsicht geboten, denn die Erfolgsquote schwankt erheblich – zwischen 50 und 80 Prozent. Frauen können sich aber auch selbst helfen, indem sie die betroffenen Stellen mit einer speziellen Salbe massieren.

Ein noch ungelöstes Problem ist, daß viele Frauen nach einer Geburt noch über Jahre hinaus einen empfindlichen bis schmerzhaften Damm behalten. Dies liegt nicht immer daran, daß eine Wunde schlecht verheilt ist. Bei vielen schmerzt die Stelle hormonabhängig kurz vor oder mit Beginn der Menstruation, bei Wetterwechsel oder Berührung. Hier kann gegebenenfalls eine Neuraltherapie helfen.

Vernarbungen von hohen Scheidenrissen und vaginalen Operationen können »in der Tiefe« schmerzen. Ein tiefes Eindringen des Penis kann auch schmerzhaft auf Senkungen der Scheidenwände oder der Gebärmutter »aufstoßen«, besonders wenn die Gebärmutter nach hinten abgeknickt ist oder sich Myome (gutartige Muskelknoten in der Gebärmutter) gebildet haben.

Vorübergehende, brennende Schmerzen beim Geschlechtsverkehr deuten auf eine Infektion der Scheide (meistens mit einem Pilz) oder der Harnröhre hin. Auch eine Entzündung der Eileiter oder an anderer Stelle im Beckenraum kann Schmerzen beim Geschlechtsverkehr verursachen.

Die Diagnose

Die Diagnose von Beckenbodenbeschwerden ist oft ebenso schwierig wie ihre medizinische und chirurgische Behandlung. Wie auf allen Gebieten der Medizin hat es jedoch auch hier in den vergangenen fünfzig Jahren viele Fortschritte gegeben. Hochtechnisierte Untersuchungsgeräte ermitteln immer präzisere und feinere Ergebnisse, und entsprechend differenzierter werden auch die Kategorien, in die die jeweiligen Beschwerden eingeteilt werden. Ärzte wie betroffene Frauen sollten dabei jedoch nicht vergessen, daß Finger oft mehr fühlen und entdecken als ein Gerät. Auch die ausgebuffteste Technik hat Mängel und kann das Tasten »vor Ort« und die Erfahrung eines Arztes nicht ersetzen.

Was machen Ärzte, wenn eine Frau mit Beckenbodenbeschwerden zu ihnen kommt? Zuerst ermitteln sie den allgemeinen Gesundheitszustand, untersuchen vaginal und eventuell auch rektal, und sie nehmen Blut ab. An den Blutwerten erkennen sie den Hormonstatus (also z. B. ob ein Östrogenmangel vorliegt) und andere Krankheitszeichen, z. B. Entzündungen. Eine Urinuntersuchung zeigt, ob Nieren und Blase richtig arbeiten. Mit Ultraschall läßt sich Restharn in der Blase entdecken. All diese Maßnahmen sind relativ einfach. Wesentlich komplizierter, teurer und deshalb nur selten veranlaßt werden folgende Untersuchungen:

- eine Kernspintomographie, bei der auch die Beckenbodenmuskulatur bildlich dargestellt wird;
- eine urodynamische Untersuchung, mit der eine Inkontinenz genauer diagnostiziert werden kann. Mit ihr lassen sich der Blaseninnendruck, das zeitliche Eintreffen des Entleerungsimpulses und die Effektivität der Blasenleerung feststellen.
- elektrophysiologische Untersuchungen, die zeigen, ob die Beckenbodenmuskulatur nervlich richtig versorgt wird.

Bei einer Inkontinenz fordern Ärzte häufig ein »Ein- und Ausfuhrblatt«, auf dem genau notiert ist, was die Frau trinkt und ißt, wann sie Urin ausscheidet und wieviel. Solche Aufzeichnung sind jedoch nur bedingt aufschlußreich, weil sie überaus mühsam zu erstellen sind und das Verhalten beim Wasserlassen außer acht lassen.

Es gibt auch speziell auf Beckenbodenbeschwerden ausgerichtete Fragebögen, die von den Frauen größtenteils selbst ausgefüllt werden. Sie gehen genauer auf mögliche Ursachen, Entwicklung und Dauer der Beschwerden ein und berücksichtigen auch die subjektive Wahrnehmung der Frauen in Form einer »VAS«-Skala (»Visual Analogue Scale«). Die Frau setzt dabei auf einem etwa 10 Zentimeter langen Strich eine ihrem Gefühl entsprechende Markierung, wobei das eine und andere Ende des Striches die jeweiligen Extreme sind. Also z. B. »keine Beckenbodenschwerden« – »immer Beckenbodenbeschwerden«, »ich will an meinem Leben etwas verändern« – »ich kann nichts verändern«, »mein Leben ist lebenswert« – »mein Leben ist nicht lebenswert« usw. Dieser Fragebogen begleitet die ganze medizinische oder gegebenenfalls auch eine chirurgische Behandlung und wird nach sechs bzw. zwölf Monaten erneut ausgefüllt. Dies ist sicher ein guter Ansatz, um ein menschlich offeneres Verhältnis zwischen Arzt und Patientin zu fördern, setzt aber Zeit für Gespräche und Einfühlungsvermögen voraus.

Am wichtigsten bei allen Beckenbodenproblemen – unabhängig von allen anderen Diagnosemaßnahmen – ist die vaginale Untersuchung. Oft liefert sie schon alle nötigen Informationen. Wichtig ist dabei die Stellung, in der die Frau untersucht wird. Eine Liege ist oft besser und bequemer als ein gynäkologischer Stuhl. Solche Untersuchungen können sowohl Frauenärzte als auch Hebammen vornehmen. Nur Krankengymnastinnen dürfen es nicht – was schade ist, denn auch ihnen kann das direkte Abtasten des Beckenbodens wertvolle Informationen liefern, welche Muskelbereiche gezielt trainiert werden müssen.

Aber auch Frauen selbst können an sich feststellen, in welchem Zustand ihr Beckenboden ist. Wir setzen uns dafür möglichst bequem auf eine Liege oder auf den Boden und stützen den Rücken mit Kissen ab. Wir führen einen Finger (Zeige- oder Mittelfinger) in die Scheide ein und schieben ihn vorsichtig so weit wie möglich hoch (ggf. etwas Pflanzenöl als Gleitmittel benutzen). Zu spüren sind die Scheidenwände als mehr oder weniger weiche und nachgiebige Polster, und tief innen, fast am Ende der Scheide spüren wir mit der Fingerkuppe den Muttermund wie eine Kirsche als glatte, runde Vorwölbung. Bei einer Gebärmuttersenkung liegt der Muttermund auch schon weiter vorne. Um die Kraft und Spannung des Beckenbodens zu testen, ist es nötig, einen gehörigen Bauchraumdruck entstehen zu lassen. Das geht, indem wir versuchen, den in die Scheide gelegten Finger hinauszuschieben. Einmal machen wir das, ohne den Beckenboden anzuspannen und können dabei gut fühlen, wie gut er diesem Druck standhält bzw. ob und wie Gebärmutter und Muttermund ihre Lage verändern. Danach spannen wir vorher alle Muskelschichten gut an und probieren aus, wie es sich so anfühlt. Bei einer Senkung ist der Unterschied oft drastisch.

Auf diese Weise sollten auch Arzt und/oder Hebamme den Zustand des Beckenbodens in allen Muskelschichten erfühlen. Leider kennen vor allem viel zu wenige Gynäkologen diese Untersuchungstechnik und erheben ihre Befunde ausschließlich aufgrund von normalen vaginalen Tastuntersuchungen auf dem gynäkologischen Stuhl, was oft nicht die tatsächlichen Verhältnisse wiedergibt.

Um die Muskelkraft des Beckenbodens bildlich einstufen zu können, gibt es ein einfaches System, das in die vaginale Untersuchung integriert werden kann. Hierbei wird bewertet, wie kräftig die Beckenbodenmuskeln angespannt werden können, wie viele Sekunden diese Kraft gehalten werden und wie oft dies in Kraft und Ausdauer gleichbleibend wiederholt werden kann. Die Anspannungsstärke ist in sechs Stufen unterteilt. Auf die Bitte, alle Beckenbodenmuskeln anzuspannen, erfolgt

0 = keinerlei Muskelreaktion
1 = eine eben wahrnehmbare Muskelreaktion
2 = ein schwaches Anspannen der Beckenbodenmuskeln
3 = ein durchschnittlich starkes Anspannen der Beckenbodenmuskeln
4 = eine gute Anspannung im Beckenboden
5 = eine starke und kräftige Anspannung im Beckenboden.

Wird diese Spannung gleichbleibend gehalten, bedeutet dies bei ein bis fünf Sekunden eine schwache, bei fünf bis zehn Sekunden eine durchschnittliche und bei mehr als zehn Sekunden eine gute anhaltende Kraft.

Die gleiche Bewertung gilt für die Wiederholungen: Eine bis fünf Wiederholungen bedeuten eine geringe, fünf bis zehn Wiederholungen eine durchschnittliche und mehr als zehn Wiederholungen eine gute Ausdauer.

Ein Beispiel: Im Untersuchungsbefund steht unter »Beurteilung der Beckenbodenkraft« die Angabe »2/3/2«. Diese Frau zeigt ein schwaches Anspannen der Beckenbodenmuskeln, wobei sie die Anspannung drei Sekunden in gleicher Stärke festhalten kann, woraus sich eine schwache anhaltende Kraft ergibt. Nach jeweils ein paar Sekunden Pause ist sie fähig, das ganze genauso gut zu wiederholen. Beim dritten Versuch läßt die Kraft jedoch nach. Das heißt: Ihre vorhandene Beckenbodenkraft hat nur einen schwachen Ausdauerwert.

Natürlich können Frauen nach diesem Schema auch selbst beurteilen bzw. kontrollieren, ob gymnastische Übungen schon Erfolge zeigen. Das ist an sich schon eine gute Übung, die besonders Frauen mit sehr schwachen Beckenbodenreaktionen vorbereitend für einen Kurs in aufbauender Bekkenbodengymnastik lernen sollten. Die Resultate der Kraftbeurteilung fallen unterschiedlich aus, je nachdem, ob dies in einer runden und körperoffenen oder aber geraden, aufrechten Haltung ausgeführt wird. Wenn wir kontrollieren wollen, ob die Kraft zunimmt, müssen diese Vergleiche immer in derselben Position stattfinden.

Die Beckenbodenkraft läßt sich auch mit einem Gerät messen, das in die Scheide eingeführt wird. Der durch Anspannen erzeugte Druck wird wie bei anderen Meßgeräten auch auf einem Zifferblatt oder einer digitalen Anzeige sichtbar gemacht. Diese Geräte sind jedoch teuer und für die Eigenkontrolle daher ungeeignet.

Angebotene Hilfen

Wird bei einer ärztlichen Untersuchung eine Beckenbodenschwäche festgestellt, spricht der Gynäkologe meist gleich eine korrigierende Operation an, und zwar oft so, als sei sie letztendlich unvermeidbar. Dies trifft Frauen tief und nimmt ihnen häufig jede Motivation, nach anderen Möglichkeiten zu suchen. Tatsächlich haben Gynäkologen und Frauen selbst nicht selten die Erfahrung gemacht, daß eine verordnete Beckenbodengymnastik nicht den erwünschten Erfolg zeigte. Dies lag dann aber größtenteils an einer falschen Gymnastik. Erst in den letzten Jahren ist bei Krankengymnastinnen und Hebammen das Interesse gewachsen, sich auf diesem Gebiet zu spezialisieren. Eine fachlich korrekte und individuelle Anleitung zur Bekkenbodenarbeit durch eine speziell geschulte Fachkraft steigert die Eigenmotivation und bringt immer einen Erfolg.

Operationen können eine Senkung oder Inkontinenz oft nicht oder nur kurzfristig beheben. Ein Kurs in aufbauender Beckenbodengymnastik kann jedoch vor der Operation die Muskulatur so festigen, daß sich die Aussicht auf einen bleibenden Erfolg vergrößert. Danach kann der Beckenboden gezielt weiter gekräftigt werden. Werden Korrekturoperationen an erschlafften Muskeln und Geweben vorgenommen und wird nach der Operation nicht aufbauend mit dem Beckenboden gearbeitet, ist ein erneutes, weiteres Erschlaffen vorprogrammiert. Wurden die Beschwerden durch anhaltende Überlastung, z. B. Tragen schwerer Gegenstände, stundenlanges Stehen (bei Verkäuferinnen), Pflege eines Familienmitglieds, verursacht, muß die Frau nach der Operation nicht nur wissen, wie sie ihren Beckenboden schützen kann, sondern sie kommt auch nicht umhin, gegebenenfalls ihre Lebenssituation zu verändern.

Da von vier Frauen mindestens eine in ihrem Leben irgendwann harninkontinent wird, betrifft dies unsagbar viele von uns. Frauen sollten sich kundig machen, ob in ihrer Nähe spezielle Kurse angeboten werden und auch andere Frauen auf diese Möglichkeit hinweisen.

Hin und wieder empfehlen Ärzte auch eine Elektrotherapie oder das Tragen von Vaginal-Konen, um den Beckenboden zu stimulieren.

Die Elektrostimulation

Hier werden Saugnäpfchen oder Sonden mit Elektroden am Körper befestigt, die über einen elektrischen Reiz eine Muskelkontraktion hervorrufen. Dafür gibt es verschiedene Geräte. Meist finden die Behandlungen in einer Arzt- oder krankengymnastischen Praxis statt, wobei die Frau bequem auf einer Liege ruht. Hin und wieder geben die Ärzte oder Krankengymnastinnen auch ein einfacheres Gerät mit nach Hause, so daß die Frau selbst »üben« kann.

Die Meinungen über die damit zu erzielenden Erfolge gehen weit auseinander. Frauen, die nach einer solchen Behandlung einen Kurs in aufbauender Beckenbodengymnastik besucht haben, meinen oft, daß sie durch die vorausgegangene Elektrostimulation besonders schnell ein genaues Gefühl für ihren Beckenboden bekommen haben und führen den guten Erfolg der Gymnastik auch auf diese Vorbehandlung zurück.

Vaginal-Konen

Konen sind kleine Kegelchen aus Plastik, die meist im Set von fünf Stück angeboten werden. Sie wiegen zwischen 20 und 70 Gramm und sind etwa so dick wie ein Super-Tampon, nur etwas länger. Nach dem Einführen in die Scheide wird der Beckenboden durch das Gewicht der Konen angespannt, um zu verhindern, daß diese aus der Scheide rutschen. Die Frau sollte die Konen zweimal täglich 10 bis 15 Minuten lang in der Scheide tragen. Sie beginnt mit der leichtesten Kone und steigert das Gewicht entsprechend ihrer Beckenbodenkraft.

Normalerweise verschreiben Ärzte solche Konen ohne gleichzeitige gezielte Gymnastik. Dann wird die Frau jedoch beim Tragen der Konen ihren Beckenboden lediglich »zukneifen«. Genau das tut sie aber sowieso schon lange, weil sie ja Beckenbodenprobleme hat. Nur – das Kneifen allein bringt's nicht, denn es setzt die falschen Muskeln ein. Häufig gestehen mir Frauen, ihr Beckenboden sei so schwach, daß er nicht einmal die leichteste Kone halten könne. Und das ist dann für viele Frauen der »Beweis«, daß eine Operation unumgänglich ist.

Die Konen zeigen alleine, ohne gezielte Beckenbodenarbeit, also meist wenig Erfolg. Bei Frauen, die einen weiter gebauten Scheideneingang oder vermehrten Vaginalschleim haben, gleiten sie leicht heraus, auch wenn diese Frauen gar keine Beckenbodenprobleme haben. Bei Frauen mit sehr geräumiger Scheide können sie sich querlegen, was unangenehm drükken kann. Da die Konen ungefähr soviel kosten wie die Teilnahme an einem Beckenbodenkurs, haben die Frauen durch das Turnen eine vergleichsweise viel größere Erfolgschance. Vielleicht ist es typisch für unser medizinisches Denken, daß dieses Geld viel bereitwilliger für fünf Plastikkonen ausgegeben wird. Ein Gerät zu benutzen, suggeriert offenbar mehr Erfolg als die eigenständige Arbeit mit dem Körper. Aber wir sind solches Denken durch eine gerätebetonte Medizin eben gewöhnt.

Übrigens: Wenn eine Frau probieren möchte, ob sie eine Kone in ihrer Scheide festhalten kann, geht das auch mit »Geisha-Kugeln« aus dem Sex-Shop. Sie kosten höchstens ein Zehntel der Konen und haben ansonsten einen durchaus vergleichbaren Effekt, weil sie dazu dienen, die sexuelle Erlebnisfähigkeit zu erhöhen, indem sie den Beckenboden kräftigen.

Scheidenpessare

Pessare sind Schalen oder Ringe, die in die Scheide eingelegt werden. Sie ruhen quer auf dem Beckenboden und sollen bei einer bestehenden Scheidenwand- oder Gebärmuttersenkung ein Vorfallen verhindern. Es gibt unzählige verschiedene Pessar-Modelle – von ovalen, leicht geschwungenen Ringen aus Hartplastik bis zu verformbaren, durchlöcherten Platten und aufblasbaren Kugelpessaren.

Jedes Pessar muß der Größe der Scheide angepaßt werden. Wenn sie zu klein sind, verrutschen sie oder gleiten aus der Scheide heraus. Sind sie auch nur geringfügig zu groß, bereiten sie unangenehme Druckbeschwerden. Keine Frau hat das Tragen eines Pessars je als angenehm empfunden, und wenn sie nicht weiß, daß es auch noch andere Möglichkeiten gibt, hat sie letztlich nur die Wahl zwischen zwei Übeln – Pessar oder Beckenbodenprobleme.

Ist ein Pessar in der Scheide plaziert, wird die Frau den Beckenboden so locker wie möglich lassen, da sie das Pessar unangenehm spürt, wenn sie den Beckenboden anspannt. Das ist natürlich nicht gerade vorteilhaft und verstärkt die Schwäche eher noch weiter. Ein weiterer Nachteil ist, daß weitaus nicht jedes Pessar von der Frau selbst in die Scheide eingelegt werden kann. Das bedeutet, sie muß dafür jedesmal zum Frauenarzt, was nicht nur lästig ist, sondern für die Krankenkassen auch unnötig teuer, und außerdem fördert es die Unselbständigkeit der Frauen. Oftmals reagiert die Scheide mit leichtem Ausfluß auf den Fremdkörper, und nicht selten entzündet sich das Gewebe sogar.

Ein Pessar wird eine Senkung nie verbessern, sondern eher die Scheidenwände erweitern und den Beckenboden belasten. Es verhindert nur das Heraustreten der weichen Scheidenwände oder der Gebärmutter aus dem Scheideneingang. Und durch das Anheben verringert es vielleicht die Inkontinenz, aber nur, solange es in der Scheide liegt. Pessare werden oft eingesetzt, wenn eine Operation unumgänglich, aber momentan nicht möglich ist, z. B. weil eine Frau krank ist. Zuvor sind jedoch andere Maßnahmen eher einen Versuch wert, weil sie wenigstens die Chance bieten, die Beschwerden grundlegend zu bessern.

Akupunktur

Nur wenige Heilpraktiker und Ärzte verstehen sich auf diese sehr spezielle Form von Akupunktur, und die Erfolge sind dementsprechend unterschiedlich. In der traditionellen chinesischen Heilkunst ist Akupunktur jedoch auch bei Beckenbodenbeschwerden immer wieder heilend eingesetzt worden. Die Krankenkassen übernehmen die Kosten für eine solche Behandlung in aller Regel jedoch nicht. Da eine Frau mit Beträgen zwischen DM 700,– und DM 1500,– rechnen muß, sollte sie sich nur dann dafür entscheiden, wenn sie sicher sein kann, daß der Behandler über das nötige Wissen und eine gehörige Portion Erfahrung verfügt. Grundsätzlich ist diese Behandlungsart zu empfehlen, aber noch viel zu unbekannt.

Die besten Erfolge zeigen sich bei anfangs täglichen Sitzungen, die später individuell auf ein- bis zweimal wöchentlich reduziert werden. Zehn Behandlungen sind wohl immer erforderlich, eventuell auch mehr.

Medikamente

Gegen Beckenbodenbeschwerden werden fast ausschließlich Hormonpräparate eingesetzt. Das hängt damit zusammen, daß bei Frauen in oder nach den Wechseljahren die Östrogenproduktion in den Eierstöcken nachläßt, was dazu führen kann, daß das Gewebe in der Scheide weniger elastisch ist. Eine bereits bestehende Beckenbodenschwäche oder leichte Inkontinenz kann sich dadurch verstärken.

Hormonpräparate können eine aufbauende Beckenbodengymnastik nicht ersetzen, und es wäre ein Trugschluß zu glauben, mit täglich einer Pille den Beckenboden wieder straffen zu können. Sie können aber wohl dazu beitragen, daß die Scheidenschleimhaut wieder besser durchblutet wird, so daß die Gymnastik rascher den erwünschten Erfolg hat.

Gebräuchlich sind lokal anzuwendende Östrogenzäpfchen. Pillen sind nur dann sinnvoll, wenn der Arzt die Hormone noch aus anderen Gründen verordnet, z. B. um einer Knochenentkalkung (»Osteoporose«) vorzubeugen. Sie wirken wesentlich stärker als die Scheidentabletten.

Bei Beckenbodenbeschwerden jüngerer Frauen sind Hormonpräparate nicht angebracht, weil bei ihnen kein Hormonmangel besteht, es sei denn, die Eierstöcke wurden entfernt.

Eine leicht muskelkräftigende Wirkung oder eine Aktivierung der Hormonproduktion ist jedoch auch mit pflanzlichen oder homöopathischen Mitteln sowie mit Bädern oder Packungen möglich.

Operationen

Eine Operation sollte grundsätzlich erst erfolgen, wenn alle anderen Behandlungsmöglichkeiten fehlgeschlagen sind. Keine Operation ist ohne Risiko. Häufige Komplikationen sind Thrombosen oder Vernarbungen, selten kommt es zu Harnverhalt, Wund- oder Lungenentzündung. Vernarbungen im tiefen Scheidenbereich ziehen oft Schmerzen beim Geschlechtsverkehr nach sich.

Alle heute gängigen Operationstechniken zu beschreiben, wäre ein buchfüllendes Thema. Wir haben die wichtigsten zusammengefaßt:

– *Anheben einer vorderen Scheidenwandsenkung* (»Vordere Scheidenwandplastik«): Diese Operation wird durch die Scheide ausgeführt. Der Operateur festigt die dünne Gewebsschicht zwischen Harnröhre und Scheide und strafft die Scheidenwand, indem er ein Stück davon entfernt. Auch ein abgesackter Teil der Blase kann so wieder angehoben werden.

- *Anheben der hinteren Scheidenwand* (»Hintere Scheidenwandplastik«): Liegt eine hintere Scheidenwandsenkung vor, so ist häufig ein Stück Mastdarm mit vorgefallen. Dies wird wie bei der vorderen Scheidenwandplastik korrigiert. Zusätzlich verstärkt der Arzt den Effekt, indem er die von rechts und links vorbeilaufenden Muskelfasern des innersten Beckenbodenhauptmuskels zwischen Scheide und After zusammenfügt.
- *Gebärmutterentfernung* (»Hysterektomie«) und Anheben der Scheidenwände (»Scheidenwandplastik«): Liegt bei einer starken Gebärmuttersenkung kein Kinderwunsch mehr vor und sind zusätzlich eventuell schmerzhafte Myome (gutartige Muskelknoten in der Gebärmutterwand) vorhanden, so empfehlen Ärzte oft die Entfernung des Uterus mit gleichzeitiger Anhebung der Scheidenwände. Eine Beckenbodenschwäche sollte jedoch nie der einzige Grund für eine solch eingreifende Operation sein. Leider verlieren Frauen heutzutage immer noch viel zu häufig dieses auch nach abgeschlossener Familienplanung durchaus nicht überflüssige Organ. Auch wenn viele Frauenärzte gern zu solchen Operationen raten, sollte eine Frau vorher sorgfältig abwägen, ob Risiken und Folgen des Eingriffs tatsächlich gerechtfertigt erscheinen. Unter Zeitdruck sollte und braucht eine solche Entscheidung keinesfalls stehen.
- *Anheben von Blase und Harnröhre:* Besteht eine Urininkontinenz ohne Scheidenwandsenkung, läßt sich die Lage von Blase und Harnröhre korrigieren, indem beide oberhalb des Schambeines angehoben werden. Verbindende Nähte befestigen ihre neue Lage an sehnigen Bändern oder am Schambein selbst.

»Ich habe eine Senkung«

Was bedeutet es für eine Frau, wenn der Arzt eine Senkung diagnostiziert? Wie empfindet sie dabei sich selbst? Die meisten erschrecken und reagieren voller Angst, sie empfinden Trauer und gewiß auch Resignation. Ihr Selbstbild wankt. Vielleicht verlieren sie dabei sogar den Boden unter den Füßen. Beschreiben Frauen ihre Gefühle, sagen sie oft: »Ich bin nach unten offen«, »ich bin verbraucht«, »ausgeleiert«, »da, wo ich eine Frau bin, bin ich alt«, »häßlich«, »für einen Mann unattraktiv«, »ich kann nicht mehr richtig funktionieren«, »ich bin nichts mehr wert«.

Frauen leben dann eine große Strecke ihres Lebens mit dieser negativen Selbsteinschätzung. Oft bremst diese innere Unsicherheit und Resignation die Entfaltung positiver Fähigkeiten. Wie schade! Denn Frauen mit einer Beckenbodenschwäche bzw. Senkung sind oft Frauen »höchster Güte«. Besitzen sie doch die von der Natur den Frauen gegebene Fähigkeit des Sich-öffnen-Könnens in besonders ausgeprägter Weise. Und das ist beileibe kein Mangel, sondern ein Vorzug von hoher Qualität. So ist es typisch für diese Frauen, daß sie ein offenes Ohr für die Belange, Nöte und Sorgen anderer Menschen haben, diese in sich aufnehmen und wahrhaftig mit ihnen teilen. Sie haben großes Verständnis für andere und geben leicht zu viel von sich selbst. Sie sind fähig, ihre Liebe vielfältig auszustrahlen, und dies wird instinktiv von ihren Mitmenschen genutzt. Sie sind in unserer Lebensgemeinschaft von ungeheurem Wert, und an diesen Frauen darf es nie fehlen! Sie sollten keinesfalls ihre menschlichen Qualitäten verändern, denn es wäre ein großer Verlust, wenn sie die segensreiche Fähigkeit, sich – und somit auch ihren Beckenboden – anderen ganz zu öffnen, verlören.

Wohl aber müssen diese Frauen lernen, daß ihr Beckenboden auch eine enorme Kraft entwickeln kann. Die Reste dieser Kraft können immer aufgestöbert und trainiert werden, egal, wie alt und schwach sie sich fühlen. Ein schwacher Beckenboden ist also beileibe kein Makel, aber unser Leben wird fundierter und stabiler, wenn wir ihn in allen seinen ihm zugedachten Funktionen einsetzen können: Daß wir ihn weit öffnen können, wenn wir Liebe geben oder empfangen, daß wir ihn aber auch kraftvoll schließen, wenn die Lebenssituation dies verlangt.

Ein weicher Beckenboden ist also eher eine Auszeichnung. Für die Frau ist es nicht wichtig, wie weich er von Arzt oder Hebamme eingestuft wird. Zu beachten ist nur, daß sie möglichst keine Beschwerden hat. Die Chance, durch ein gezieltes Gymnastikprogramm sich selbst und den eigenen Beckenboden wieder gezielt einsatzfähig zu machen, sollte keine ungenutzt verstreichen lassen!

Allgemeines Verhalten bei Beckenbodenbeschwerden

Wenn wir unseren Tagesablauf gedanklich durchgehen, werden sich viele Situationen finden, die den Beckenboden belasten. Das läßt sich leicht und ohne Mühe vermeiden – wenn man nur weiß, wie. Beckenbodenschützend den Haushalt zu versorgen oder berufstätig zu sein, bedarf nur geringer Umstellung oder Umgewöhnung und verlangsamt keineswegs das Arbeitstempo. Indem wir lernen, unseren Beckenboden bei allen Verrichtungen mitarbeiten zu lassen, festigen wir unsere gesamte körperliche Basis und richten uns auf, auch seelisch. Haben wir bei einigen Arbeitsabläufen neue Verhaltensmuster integriert, wird der Beckenboden uns auch in anderen Bereichen des täglichen Lebens bewußter. Dieses Umdenken schult einen verantwortlichen und respektvollen Umgang mit unserem Körper, was Frauen mit einem weichen, nachgiebigen Beckenboden meist besonders nötig haben. Die Jahre der Säuglings- und Kleinkinderbetreuung lassen uns die total körperoffene Stellung als hauptsächliche Körperhaltung derart verinnerlichen, daß sie auch bei Tätigkeiten dominiert, in denen dies vollkommen überflüssig ist.

Stand und Gang

Im Stand zeigt sich ein weicher Beckenboden oft in einer etwas zusammengesackten Haltung. Das Körpergewicht ruht nicht gleichmäßig verteilt auf den Füßen, sondern wird hauptsächlich von den Fersen getragen. Genau das hat wiederum einen rundenden, körperöffnenden Effekt. So entsteht ein Wechselspiel, das den Beckenboden im Stand stets offen hält. Wir durchbrechen dies, indem wir das Gewicht bewußt wieder gleichmäßig auf den Füßen verteilen und unsere aufrechte Haltung mit dem Beckenboden dirigieren. Sofort nehmen wir eine leichte Spannung im Beckenboden, unteren Rücken und in den Bauchmuskeln wahr. Schultern und Nacken hingegen können entspannen.

Vom guten Stand ausgehend fällt ein ausgewogener, gerader Gang leichter. Mit einem lockeren, offenen Beckenboden betonen wir das Aufsetzen, also wieder die Ferse des Fußes, mit der Folge, daß der Gang leicht watschelnd und schwerfällig erscheint. Setzen wir stattdessen die Betonung auf das Abdrücken des Fußes, bekommen wir neben einem gleitenden, aufrechten Gang eine gut fühlbare Spannung im Beckenboden.

Beim Schieben eines Kinderwagens bildet sich der etwas plumpe, körperoffene Gang besonders leicht heraus. Der Blick auf das Kind läßt die Mutter »erweichen«. Hinzu kommt, daß die Griffstange meist zu niedrig angebracht ist, so daß die Frauen zum Vorbeugen und Rundmachen geradezu eingeladen werden. Wenn wir bedenken, daß eine Mutter mit zwei Kindern rund fünf Jahre lang täglich mindestens einmal ihre Kinder in Wagen oder Karre schiebt, wird klar, daß dies ihren Beckenboden schwächen muß, wenn sie ihn dabei konstant weich und locker hält. Schiebt die Mutter ihr Kind jedoch in diesen Jahren in aufrechter Haltung und betont dabei wieder mehr das Abdrücken als das Aufsetzen des Fußes, wird allein dies ihren Beckenboden kräftigen, ohne daß sie mehr dafür tut.

Bei der Gartenarbeit ist das Schieben einer beladenen Schubkarre extrem beckenbodenbelastend. Jede Frau sollte versuchen, dies zu vermeiden. Die mittlere Beckenbodenschicht ist bei Frauen um etliches schwächer als bei Männern und kann dieser Belastung auf Dauer nicht standhalten. Wenn es absolut unumgänglich ist, sollten wir eine Schubkarre nicht schieben, sondern ziehen. Dann fällt es leichter, dabei aufrecht zu bleiben.

Heben und Tragen

Das Hochheben schwerer Gegenstände vom Boden sollten Frauen mit schwachem Beckenboden vermeiden. Ihnen fällt es aber leider meist besonders schwer, andere um Hilfe zu bitten oder Arbeit zu delegieren. Wenn etwas vom Fußboden aufgehoben werden muß, ist es sinnvoll, dies in stets gleichbleibendem Bewegungsablauf zu tun, egal, ob es sich um einen heruntergefallenen Schnuller handelt oder einen Korb voller Äpfel. Statt uns zu bücken, sollten wir mit aufrechtem Rücken in die Hocke gehen und auch so gerade wieder hochkommen.

Heben wir einen schweren Korb, müssen wir ihn in der Hocke erst auf dem Oberschenkel abstützen und von dort mit den Armen fest an unserem Körper halten. Wir integrieren sein Gewicht so in unsere Balance und können uns kerzengerade erheben. Wenn wir den Rücken aufrecht und gerade halten, arbeitet der Beckenboden sicher und kräftig. Alles, was wir tragen, sollte oberhalb des Nabels und so dicht wie möglich am Körper gehalten werden, sei es ein Kind, ein volles Tablett oder ein Wäschekorb. Alles, was wir weiter von uns entfernt halten und unterhalb des Nabels tragen, belastet Beckenboden und Rücken, denn es zieht uns in die runde, körperoffene Haltung.

Tätigkeiten im Stehen

Abwaschen, Gemüseputzen, Bügeln und Wickeln verrichten wir wie vieles andere mehr im Stehen. Da wir dabei auf etwas hinabschauen, geraten wir in die leicht körperoffene Haltung, und unser Beckenboden ist weich und locker. Das ist anders, wenn wir ein Bein zurückstellen – also in Schrittstellung gehen – und unser Körpergewicht auf dem vorderen Fuß ruhen lassen. Müssen wir uns weiter vorbeugen, darf das tragende Bein leicht einknicken. Das zurückgestellte Bein bleibt jedoch gerade und gestreckt. In der Schrittstellung entsteht eine gute Spannung im Beckenboden. Beugen wir uns vor, festigt er sich von selbst, wenn der Rücken gerade bleibt. Ermüdet das tragende Bein, wechseln wir die Füße. In dieser Haltung sollte auch das Baby oder Kleinkind aus Wiege und Bettchen gehoben werden, um danach immer möglichst dicht am Oberkörper getragen zu werden.

Einkaufsnetze, Wassereimer und ähnliches tragen wir an gestreckten Armen. Unsere Bauchmuskeln sind je nach Tragegewicht kräftig bis stark angespannt. Das Gewicht an den Armen zieht die Schultern leicht vor. Auch hier wird der Reflexpunkt im Rücken durch die leichte Rundung gelokkert, und unser Beckenboden verliert seine Spannkraft. Beim Gehen mit diesen Lasten wird meist wieder das Aufsetzen der Füße betont, und der

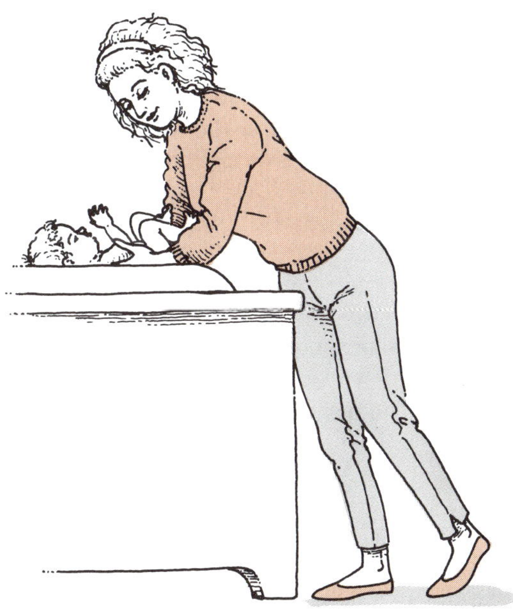

Abb. 21 Schrittstellung beim Wickeln

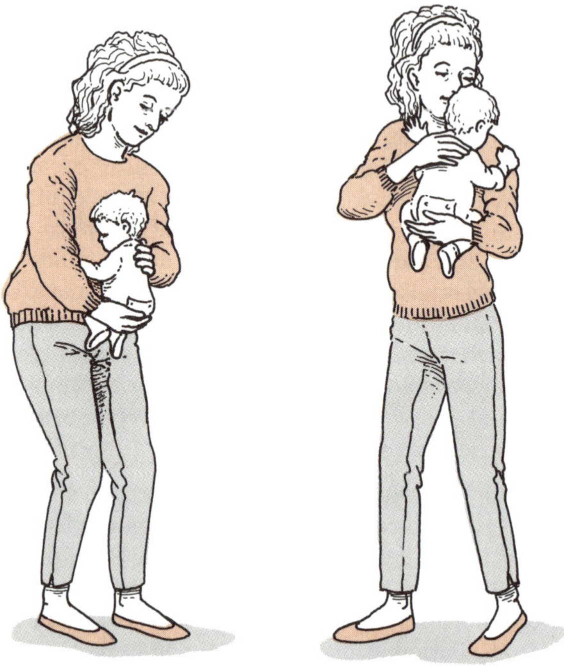

Abb. 22 Tragen von Babys (links falsch, rechts richtig)

Bauchraumdruck schiebt ohne Gegendruck im Beckenboden nach unten. Hier können wir uns leicht helfen, indem wir unsere Arme ein kleines Stück nach hinten strecken, so daß wir sie etwas hinter der Körperachse und dem Hüftgelenk halten. Das zieht die Schulterblätter zusammen und verhindert den runden Rücken. Da er gerade und fest ist, kann auch der Beckenboden dem Bauchraumdruck mit Spannung begegnen, und wir bleiben beim Tragen aufrecht.

Staubsaugen und Wischen

Die meisten Frauen sind es gewohnt, Staubsaugerdüse, Mop oder Schrubber leicht gebeugt vor sich hin- und herzubewegen. Hier gilt das gleiche wie beim Abschnitt über die Schrittstellung bei Tätigkeiten im Stehen. Wenn wir gezielt nur den Boden direkt vor unseren Füßen säubern, bleiben wir aufrecht. Das heißt, wir nehmen uns kleinere Abschnitte vor, können dabei aber schneller und deshalb genauso effektiv arbeiten wie bei den weiträumigen, ausholenden Bewegungen in leicht vorgeneigter und damit kör-

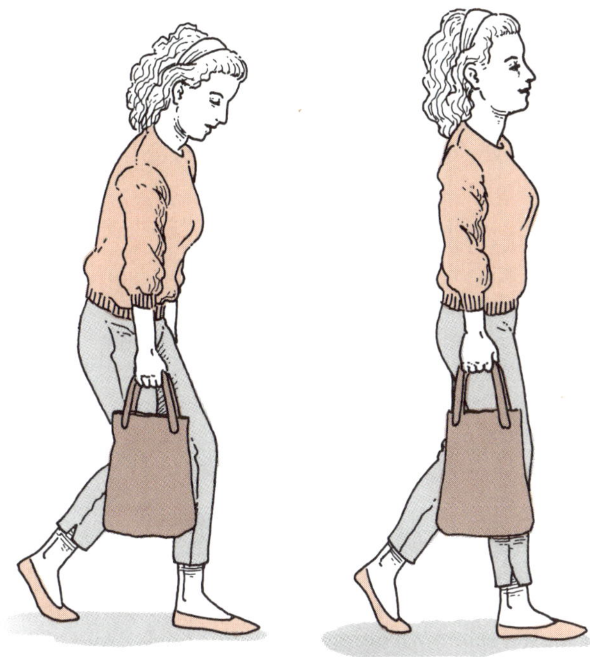

Abb. 23 Tragen von Taschen (links falsch, rechts richtig)

peroffener Haltung. Wir bewegen uns in kleinen, zehenbetonten Schritten, was den Beckenboden zusätzlich stimuliert.

Treppensteigen

Es sind immer ganz ähnliche Bewegungsabläufe, die sich körper- und beckenbodenöffnend auswirken. Wenn wir das Aufsetzen des Fußes auf die nächste Stufe betonen, beugen wir uns vor und drücken unser Gewicht auf den oberen Fuß. Wie immer verläßt den Beckenboden dabei seine Spannkraft. Viel besser arbeiten Beckenboden, Rücken und Bauchmuskeln zusammen, wenn wir uns von der unteren Stufe abdrücken, um federnd zur nächsten Stufe zu gelangen und dabei nur den vorderen Fuß aufsetzen. Dieses Anheben schließt und streckt. Gleichmäßig und aufrecht »gleiten« wir die Treppe hinauf. Unsere Beine bekommen dabei eine hervorragende Wadengymnastik, und ein solcher Treppengang sieht auch einfach gut aus.

Wenn wir diese wenigen Anregungen strikt befolgen, werden wir erstaunt feststellen, was sich alles verändert. Je stärker wir den Beckenboden bewußt in unser Leben einbeziehen, desto deutlicher wird uns, wie allumfassend seine Verbindung zu unserem Körper und Empfinden ist. Es scheint, als festigten wir damit gleichzeitig unser zentrales Inneres.

Kleidung

Frauen mit einer Beckenbodenschwäche müssen darauf achten, daß ihre Kleidung den Bauchraumdruck zum Beckenboden hin nicht unterstützt. Dies geschieht z. B. mit einem engen Taillenbund. Röcke und Jeans, die im Stehen in der Taille gerade passen, verursachen beim Sitzen einen starken Abwärtsdruck im Bauchraum, weil sie dann zu eng sind. Bei gleichzeitig körperoffener Haltung entsteht so ein stark lockernder und öffnender Einfluß.

Um die Taille sollte also nur ein nachgiebiges, elastisches Bündchen getragen werden. Dies ist besonders für Mütter nach der Geburt wichtig. Bei ihnen ist die Versuchung besonders groß, bald wieder Kleidung zu tragen, die ansonsten schon wieder gut paßt, nur an der weichen Taille noch ein wenig stramm sitzt. Dies wäre eine unnötige Beckenbodenbelastung.

Welcher Sport ist ratsam?

Frauen, die sich sportlich betätigen, also körperlich leistungsfähig sind, haben generell seltener Beckenbodenbeschwerden. Besonders unter jungen Müttern jedoch gibt es eine beträchtliche Zahl, die trotz ihres Sports sehr starke und zunehmende Beckenbodenprobleme haben. Auffällig häufig betreiben sie Sportarten, die den Beckenboden anhaltend oder in kurzen, kräftigen Schüben belasten, z. B. **Joggen**. Die Körperhaltung ist oft zusätzlich gerundet, z. B. beim fersenbetonten, federnden Springen. Joggen ist deshalb für Frauen nicht besonders vorteilhaft, auch wenn es den Kreislauf stabilisiert. Das fersenbetonte Aufspringen in gerundeter Haltung erzeugt im Beckenboden jedesmal einen Druckimpuls und eine Erschütterung, die sich oft auch auf die Brüste unangenehm auswirken. Senkungen von Gebärmutter und Scheidenwand können durch regelmäßiges Joggen zunehmen. Bei Frauen mit Inkontinenzbeschwerden ist dies meist sehr eindeutig.

Viele Mütter brennen darauf, nach der Entbindung schnell wieder **Tennis** zu spielen. Sie stehen schon auf dem Tennisplatz, sobald der Wochenfluß knapp ausgeklungen ist. Gerade bei diesem Sport sind dann allerdings Beckenbodenprobleme vorprogrammiert. Nachteilig sind insbesondere die großen Sprünge, bei denen beim Aufspringen in gerundeter Haltung der Arm ausholt, um mit kräftigem Schlag den Ball zu treffen. Dabei schiebt ein enormer Bauchraumdruck in den Beckenboden. Bei allen Frauen mit schwachem Beckenbodengewebe wird der ungeheure Druckimpuls die Schwäche verstärken. Die Belastung für den Beckenboden ist so groß, daß nur Frauen mit sehr kräftigen Beckenbodenmuskeln Tennis spielen sollten. Es ist übrigens auffällig, daß es keine Tennisspielerin von Weltrang gibt, die vaginal entbunden hat und ihre sportliche Leistungsfähigkeit beibehalten konnte.

Beim **Volleyball** sind es vor allem die Ballhochschläge, die den Ball in körperoffener Haltung kraftvoll von unten treffen und in diesem Moment des extremen Abwärtsdrucks einen perfekt arbeitenden Beckenboden voraussetzen.

Aerobic und allgemeines **Fitneß-Training** nach Musik beinhalten immer wieder beckenbodenbelastende Elemente. Hier sind es wieder die bauchmuskelkräftigenden Übungen und solche, die in gespreizt stehender Halbhocke ausgeführt werden, die anfängliche Beschwerden sehr bald in belastende verschlimmern können. Auch das Training an Geräten oder mit Hanteln kann den Bauchraumdruck so verstärken, daß der Beckenboden nicht genügend Kraft entgegensetzen kann. Im Angebot der Fitneß-Center findet sich gelegentlich auch ein Training zur Beckenbodenkräftigung. Hier ist Vorsicht geboten! Außer der Aufforderung »Beckenboden anspannen!« wird meist weder anatomisches, noch körperbezogenes Wissen vermittelt. Und: Körpertraining, das mit Gewichten arbeitet oder unnatürlichen Kraftaufwand fordert, belastet den Beckenboden immer ganz außerordentlich. Viele Frauen, die im Fitneß-Center ihre Beckenbodenschwäche wegtrainieren wollten, erleben das Gegenteil: Die Beschwerden nehmen erst recht zu.

Beim **Radfahren** bewegen wir uns immer in der körperoffenen Haltung. Der beckenbodenbelastende Einfluß wird allerdings gemildert, denn das Körpergewicht ruht im wesentlichen auf dem Sattel. Trotzdem übt das Radfahren in aufrechter Haltung und bei schwerem Fortkommen (Sandweg oder viel Gepäck) Druck auf den Beckenboden aus, so daß hier bestehende Beschwerden verstärkt werden. Nur in echter Rennfahrer-Haltung, wo das Becken auf gleicher Höhe mit Rücken und Kopf liegt, ist kaum eine Belastung vorhanden. Das Becken ist entstaut, der Kopf im Nacken leicht hochgezogen. Letzteres hat einen eher körperschließenden und damit beckenbodenstraffenden Effekt.

Eine Frau mit geschultem Beckenbodenbewußtsein erkennt bei der Sportart, die sie gerne ausübt, belastende Situationen sofort und kann eventuell einige Bewegungen abändern oder ganz auslassen. Wenn der Druck zu stark ist, kann sie auch versuchen, den Beckenboden vorher schützend anzuspannen. Und natürlich gibt es einige Sportarten, die sich positiv auf den Beckenboden auswirken. Allen vorweg das **Schwimmen**. Um dadurch allerdings einen therapeutischen Effekt erzielen zu können, müßte eine Frau täglich etwa 15 bis 20 Minuten durchgehend schwimmen. Alle Schwimmarten sind gut, Brustschwimmen wirkt sich jedoch am stimulierendsten auf den Beckenboden aus. Mütter mit kleinen Kinder schaffen es jedoch kaum, sich täglich für zwei Stunden freizumachen, um alleine in einem meist auch noch überfüllten, lauten Hallenbad zu schwimmen. Viele finden das überdies ziemlich langweilig und unerfreulich. Und mit kleineren Kindern schwimmen zu gehen, heißt meist, im nassen Badeanzug bis zu den Hüften im Wasser zu stehen. Dabei erkältet sich leicht die Blase, was bei bestehenden Beckenbodenproblemen tunlichst zu vermeiden ist. Eine Möglichkeit wäre es dann, gemeinsam mit anderen Müttern schwimmen zu gehen, um sich in der Kinderbetreuung abzulösen, so daß jede ihr Pensum ungestört hinter sich bringen kann.

Das **schnelle Gehen** (»Walking«) festigt den ganzen Körper und insbesondere das Becken. Der Körper bleibt durchweg in einer aufrechten Haltung, und die Gelenke werden nicht übermäßig beansprucht. Dieses schnelle Gehen ist sehr anstrengend. Anfängerinnen sollten sich nicht überfordern. Da es eine Aktivität ist, die an keinen Verein, keine Uhrzeit und keinen Geldbeutel gebunden ist, können wir sie besonders empfehlen.

Im Vergleich dazu ist das **Fechten** ein sehr kostspieliger Sport. Durch seine gezielten Stellungsvarianten schult er Körperbewußtsein und -beherrschung. Der Beckenboden wird nicht unter Druck gesetzt, sondern muß in seiner Funktion, die Körperhaltung zu dirigieren, sehr aktiv werden, was ihn kräftigt.

Tischtennis ist wesentlich beckenbodenschonender als Tennis. Wir bewegen uns dabei auf kleinem Feld, schnelle Reaktionen und tänzelnde, das heißt, vorderfußbetonte Beinbewegungen sind gefordert. Das Gewicht liegt überwiegend auf den Zehen. Beim Ballschlag kommt es nicht auf Kraft, sondern auf präzises, leichthändiges Schlagen an. Beides setzt geistiges und körperliches Reaktionsvermögen voraus, das den Beckenboden voll miteinbezieht.

Ballett oder **tänzerische Gymnastik** sind vorteilhaft, sofern keine körperoffenen oder beckenbodenbelastenden Haltungen gefordert sind. Deshalb sind insbesondere kleine und große Sprünge zu meiden, es sei denn, der Beckenboden kann dabei gut angespannt werden. Klassische Ballett-Exercices straffen den Körper und auch den Beckenboden in hohem Maße, weil die Muskeln ständig angespannt werden müssen. Alle Tänzerinnen haben einen exzellenten Beckenboden, was sich auch in ihrer stets aufrechten Haltung ausdrückt.

Beim **Reiten** ist darauf zu achten, daß sich die Erschütterungen möglichst wenig auf den Beckenboden übertragen. Da eine korrekte Haltung jedoch meist einen gespannten Beckenboden erfordert, können versierte Reiterinnen durchaus dabei einen Trainingseffekt erleben. Erste Reitversuche, die zur Kräftigung eines schwachen Beckenbodens gedacht sind, bewirken eher das Gegenteil. Ein schwacher Beckenboden kann den Druckimpulsen der Erschütterungen nicht standhalten.

Haben Männer Beckenbodenprobleme?

In diesem Buch sprechen wir bewußt nur vom weiblichen Beckenboden. Daß auch viele Männer unter Beckenbodenbeschwerden leiden, ist unbestritten. Dieses Problemfeld findet ebenfalls viel zu wenig Beachtung. Bei Männern führt Beckenbodenschwäche ebenfalls zu Urin- und Stuhlinkontinenz. Da in ihrem vorderen Beckenbodenbereich reichlich erektiles Muskelgewebe liegt, sind sexuelle Probleme, wie Erektionsschwierigkeiten und vorzeitiger Samenerguß, ein häufiges Erscheinungsbild. Doch auch Männern hilft Beckenbodengymnastik!

Wir hoffen, daß Urologen und männliche Krankengymnasten hier ihren so nötigen Einsatz mehr wahrnehmen.

Aufbauende Beckenbodengymnastik

Die Übungen dieses Gymnastikprogramms schulen das Bewußtsein für den Beckenboden und lassen die verfügbare Muskelkraft erkennen und nachhaltig stärken. Am besten ist es, das gesamte Programm im Laufe von ca. 10 Wochen zu turnen, wobei die Übungen aufeinander aufbauen. Das heißt, was man in der einen Woche geübt hat, wird bei den folgenden Übungen vorausgesetzt, so daß nach und nach die Turnerei immer etwas anspruchsvoller wird. Die Gymnastik eignet sich für Frauen jeden Alters – ob 25 oder 75 – und kann sowohl alleine als auch in der Gruppe unter Anleitung durch eine Hebamme oder Krankengymnastin geturnt werden.

Natürlich ist es für die meisten Frauen am schönsten, in der Gruppe mit »Leidensgenossinnen« zu turnen, vor allem, wenn nicht alle gleich alt sind. Gerade solche gemischten Gruppen entwickeln einen ganz besonderen Teamgeist. Generationsschranken schwinden bei der intensiven Körperarbeit, und häufig entwickelt sich ein großes gegenseitiges Verständnis. Oft turnen Mütter und Schwiegermütter mit ihren Töchtern und Schwiegertöchtern zusammen. Diese Konfrontation mit der Arbeit am eigenen Körper, der gemeinsamen Weiblichkeit, läßt ein schwesterliches Miteinander entstehen. Sie erleben gemeinsam, daß eine Kräftigung des Beckenbodens auch immer eine Kräftigung im Selbstbild als Frau bedeutet.

Unter diesem Aspekt ist es klar, daß nicht nur Frauen mit einer Muskelschwäche im Beckenboden von einer solchen Gymnastik profitieren, sondern auch alle, die sich in ihrer Rolle als Frau unvollkommen, verletzt, verloren, verkrampft, unfähig oder zu nichts nutze fühlen. Die Ursachen können sexueller Mißbrauch im Kindesalter, Vergewaltigung, Gebärmutterverlust und schwierige Lebensphasen (Wechseljahre, sexuelle Probleme mit oder Trennung von dem Partner) sein.

Die Teilnahme an einem solchen Kursus ist für Frauen mit sexuellen Verspannungen oft ein Wendepunkt. Die durch Eigenarbeit erzeugte Kraftspannung berührt tiefe Blockaden und ermöglicht es, die Probleme im Kern wahrzunehmen. Diese Frauen sollten mit der Kursleiterin möglichst ein privates Vorgespräch führen, damit diese im Kursverlauf gegebenenfalls eine Psychotherapeutin einbeziehen kann. Auch deshalb ist es wichtig, daß bei den Übungen nicht nur vermittelt wird, wie man Kraft und Spannung im Beckenboden aufbauen, sondern auch, wie man sie anschließend bewußt wieder loslassen kann.

Sinnvoll sind die Übungen bei

- allgemeiner Beckenbodenschwäche,
- unfreiwilligem Harn- und Stuhlabgang,
- Gebärmutter- und Scheidenwandsenkungen,
- sexuellen Problemen,
- zur Selbstfindung nach traumatischen Geburten, Gebärmutteroperationen und schwierigen Lebensphasen.

Am besten ist es, wenn man unter Anleitung einmal pro Woche turnt und die gelernten Übungen möglichst täglich durchführt, so daß in der Folgewoche die nächste Übungsstunde auf der vorhergehenden aufbauen kann. Das ist jedoch kein Muß. Wenn eine Frau mehr Zeit braucht, bis sie das Programm einer Übungsstunde »draufhat«, macht das nichts. Jede sollte in dem ihr eigenen Rhythmus turnen. Nur eines ist wichtig: Faulsein gilt nicht! Um Erfolge zu spüren, ist es erforderlich, wirklich täglich zu turnen. Jede Frau ist in der Lage, sich täglich für eine halbe Stunde – länger dauert das Programm nicht! – freizumachen. Die Hockergymnastik beansprucht sogar nur knapp eine Viertelstunde – und die hat wirklich jede irgendwann am Tag zur Verfügung. Es gehört nur ein wenig Disziplin dazu, den »inneren Schweinehund« zu überwinden und in dieser Pause nicht einfach die Füße hochzulegen – so verlockend dies auch ist. Die Gymnastik ist ja etwas, was wir nur für uns ganz alleine tun, für unser Wohlbefinden, unsere innere Stärke. Vielleicht ist es anfangs nötig, die Familie etwas daran zu gewöhnen, daß die Mutter auch mal Zeit für sich braucht – aber machbar ist es allemal, und das Verständnis dafür sollten Frauen konsequent bei Mann und Kindern einfordern. Wann geübt wird, ist gleichgültig: morgens, mittags, abends – wann immer eine Frau sich diese halbe Stunde Zeit nehmen kann.

Hockergymnastik

Die Hockergymnastik ist das »Herzstück« der gesamten Gymnastik. Sie steht am Anfang einer jeder Übungsstunde und ist am leichtesten auch alleine zu turnen. Übungen auf dem Hocker sind an sich nicht neu. Die Hockergymnastik ist schon immer überwiegend in der Gynäkologie eingesetzt worden, aber erst mit einem fundierten Wissen um die Funktionen der einzelnen Beckenbodenschichten kann sie dazu anleiten, gezielt Kraft im Beckenboden einzusetzen und zu halten. Beim Turnen wird eine konzentrierte Selbstbeobachtung erzwungen, die für Frauen in dieser Art oft fremd ist. Uns selbst dort genau zu beobachten, wo wir unsere Schwachstelle wissen, kostet anfangs etwas Überwindung, denn diese Schwäche haben wir bislang meist vor uns selbst und insbesondere vor anderen versteckt.

In sitzender Ausgangsstellung bietet es sich an, das Becken aufzurichten und zu kippen und den Oberkörper über dem Becken zu drehen, zu beugen und seitlich zu neigen. Die Arme können in diese Bewegungen gymnastisch miteinbezogen werden und so Schultern und Brustbereich kräftigen. Auch die Beine arbeiten bei einigen Übungen mit, was des körperöffnenden Effekts wegen im Beckenboden schon ein gutes Maß an Bewußtsein und Kraft voraussetzt. Das Aufrichten und Kippen des Beckens in Verbindung mit An- und Entspannen der dortigen Muskeln erhöht die Durchblutung im ganzen Beckenbereich. Das wirkt stimulierend auf die dort liegenden Organe und regt, ganz offensichtlich auch durch die erhöhte Wahrnehmbarkeit, die Produktion der Sexualhormone an. So passiert es häufig, daß Mütter von kleineren Babys während der Kursteilnahme wieder ihre erste Regelblutung bekommen.

Frauen erfahren ihr Zyklusgeschehen dann insgesamt intensiver. In der ersten Hälfte nehmen sie die größere Spannkraft in sich wahr. Nicht selten bewirkt die Gymnastik eine gesteigerte Schleimabgabe. Die Hormone des Gelbkörpers, die in der zweiten Zyklushälfte aktiv werden, haben eine entspannende Wirkung. Frauen müssen sich in dieser Zeit mit mehr Überwindung an die Turnerei machen, und gefühlsmäßig scheint etwas von der erarbeiteten Kraft zu schwinden. Am ersten Tag der Menstruation kann es zu einer leicht verstärkten Blutung kommen, und bei einigen Frauen tritt ein Wundheitsgefühl auf. Bei vielen lösen sich Verspannungen, und Regelschmerzen klingen schneller ab. Bei unregelmäßigen Zyklen hat die Gymnastik einen regulierenden Effekt, wobei dies auf Dauer jedoch noch von anderen Faktoren abhängt. Es kann auch sein, daß die Gymnastik bei bestehendem Kinderwunsch die Empfängnisbereitschaft erhöht.

Frauen mit einer starken Senkung oder schon einem leichten Gebärmuttervorfall sollten vorweg mehrere Einzelstunden bei einer Hebamme oder Krankengymnastin absolvieren, denn für sie ist der richtige Einsatz der Muskeln in Verbindung mit Beckenschwingen und fließendem Atmen von großer Bedeutung.

Der Erfolg der Gymnastik ist relativ schnell spürbar. Nicht selten berichten Kursteilnehmerinnen schon nach der dritten Übungsstunde: »Letzte Woche habe ich mir das erste Mal die Zähne geputzt, ohne mich dabei naß zu machen«, »mein Mann sagt, er merkt wieder mehr, wenn wir zusammen schlafen«, »ich muß nachts nur noch einmal aufstehen, um zur Toilette zu gehen«, »ich kann schon wieder mit meinen Kindern toben, ohne daß mein Höschen naß wird«.

Der Hocker muß eine gute Sitzfläche (ca. 40 auf 40 Zentimeter) haben und darf weder zu hoch noch zu niedrig sein. Im Sitzen sollte an den Knien und zwischen Oberschenkel und Rumpf ein rechter Winkel entstehen. Beim Aufrichten und Kippen des Beckens bleiben die Schultern in gerader Linie darüber und neigen sich nicht etwa weit vor oder hinter das Becken zurück. Beides sollte eher eine leichte Bewegung sein, so daß weder eine starke Rundung nötig ist, noch je ein Hohlkreuz entsteht.

Die An- und Entspannung darf nicht synchron zu den Wippbewegungen des Beckens erfolgen. Das ist ein wichtiger Punkt im Ablauf dieser Gymnastik, wenn eine anhaltende Kraftspannung erreicht werden soll. Bei herkömmlicher Hocker- und Beckenbodengymnastik wird die Spannung im Beckenboden während der Ausatmung gesteigert und das Becken gleichzeitig aufgerichtet. Bei der Einatmung wird es gekippt, die Muskeln werden entspannt, und die Frau richtet sich dann mit dem Oberkörper wieder auf. Das fördert eine zu starke Pumpbewegung des Kreislaufs im Becken und baut keine anhaltende Kraft auf. Wenn der Beckenboden im täglichen Leben seine Kraft bei Belastung plus Bewegung halten muß, helfen diese Übungen gar nichts. Im Gegenteil, die Frau wird gewohnt sein, ihren Beckenboden im Rhythmus der Atmung anzuspannen und lockerzulassen. Wir machen es hier im gegenläufigen Rhythmus, was die Spannung erheblich erhöht und sie auch im Alltag halten läßt.

Außerdem ist das Einatmen der aktive, das Ausatmen der passive Teil der Atmung. Ausatmen hat immer einen entspannenden Effekt. Wenn die Frau dabei in die runde Körperhaltung geht, sind dies gleich zwei Elemente, die öffnend auf den Beckenboden wirken. Aus diesem Grund ist die Gefahr des »Herabdrückens« bei schwächerer Muskelspannung groß. Hier liegt auch der Schwachpunkt bei Frauen mit starken Senkungsbeschwerden, und es wird klar, warum sich die Beschwerden trotz Gymnastik verschlimmern.

Das im folgenden aufgeführte Übungsprogramm hat sich über Jahre hinweg bewährt. Es ist jedoch schwierig, die Übungen bis ins kleinste Detail hinein zu beschreiben. Wir empfehlen deshalb, die Übungen möglichst auch auf dem Begleit-Video anzusehen und mitzuturnen. Damit läßt sich die Gymnastik außerdem individuell variieren und dosieren.

Erste Übungsstunde

Die »Trockenübung« und ihre Variationen

Wir sitzen entspannt auf dem Hocker, die Hände liegen locker auf den Oberschenkeln. Bevor wir anfangen, mit dem Beckenboden zu arbeiten, müssen wir in Ruhe zu uns finden, am einfachsten und schnellsten, indem wir uns recken und strecken, gähnen und uns räkeln. Wir schließen danach die Augen und lassen ein paar Atemzüge weich ein- und ausströmen. Wir »suchen« unseren Beckenboden und lassen ihn von der einströmenden Luft sanft »grüßen«.

Nun wollen wir so zart wie möglich eine leichte Spannung in die unterste Beckenbodenschicht setzen. Wir »ticken« diese Schicht nur gerade eben ein wenig an und lassen die Spannung dann allmählich stärker werden. Dabei achten wir sehr darauf, daß wir wirklich nur die Muskeln der alleruntersten Beckenbodenschicht aktivieren. Wir nehmen den U- und Aftermuskel wahr. Ansonsten ist der gesamte Körper entspannt. Gesäß-, Oberschenkel- und – wenn möglich – auch die Bauchmuskeln bleiben locker. Wir wollen den Übergangspunkt finden, an dem bei weiterer Zunahme der Spannung die mittlere Beckenbodenschicht unweigerlich miteinbezogen wird. Diese Kraft, die wir jetzt nur in der untersten Beckenbodenschicht fühlen, werden wir von Übung zu Übung genauer ertasten und präziser und immer kräftiger anspannen können.

Wir halten also die Spannung in der allerunterst Beckenbodenschicht und heben sie in sanften Schüben weiter in uns hinauf. Dabei setzen beim zweiten oder dritten Schub unwillkürlich die Sitzbeinhöcker mit ein, und wir schieben diese nun unaufhaltsam weiter und weiter zueinander. Die unterste Beckenbodenschicht bleibt hoch angehoben, so daß es uns vorkommt, als ob sich die Sitzbeinhöcker unter ihr schließen wollten. Wenn wir sie nicht mehr weiter zusammenschieben können, halten wir genau diese Kraft fest und lenken die vorhandene Spannung nach vorne. Dabei knicken wir ganz leicht in der Mitte ein. Den Kopf senken wir etwas, schauen zum Schambein und stellen uns vor, wir würden den U-Muskel, der unter den großen Schamlippen verläuft, in Richtung Nasenspitze hochziehen. Das

Becken hat sich dabei leicht aufgerichtet, und wir sind in einer etwas gerundeten Haltung.

Die Kraft im Beckenboden bleibt unvermindert bestehen, während wir den Körper wieder aufrichten und den Kopf erheben, ohne ihn in den Nacken zu legen. Nun geht es daran, den gesamten inneren Hauptmuskel mit hochzuholen. Dafür geben wir den Sitzbeinhöckern noch einmal von seitlich unten kommend einen Schubs und »saugen« den ganzen Beckenboden in uns hoch. Dabei hilft uns wieder die Vorstellung, einen langen Eichhörnchenschwanz am Rücken anliegend gerade hochzuziehen. Vorsicht – hier darf nicht etwa vor lauter Eifer ein Hohlkreuz entstehen!

Nachdem wir den Beckenboden derart hochgesaugt haben, lassen wir alle Spannung herauslaufen. Wir schließen die Augen und lassen unseren Atem den Beckenboden finden. Er darf ihn »streicheln« und trösten. Von Beginn der ersten Anspannung bis zum Lockerlassen sollen etwa 30 Sekunden vergangen sein.

Die **Trockenübung** wird mit gebührenden Entspannungspausen in insgesamt acht Positionen dreimal wiederholt:

1. in der geschilderten Position mit entspanntem, aufrechtem Sitz, die Hände liegen locker auf den Oberschenkeln;
2. die Hände fassen unter den Sitz;
3. eine Hand liegt auf dem Bauch, die andere im Rücken auf dem Kreuz;
4. die Hände liegen auf den Schultern, wobei auch die Ellenbogen bis in Schulterhöhe angehoben sind;
5. die Hände liegen locker im Nacken, die Ellenbogen zeigen weit nach außen;
6. mit nach oben gestreckten Armen;
7. mit in Schulterhöhe ausgestreckten Armen;
8. mit in die Hüfte gestützten Händen.

Die Hände bewegen sich dabei von Position zu Position von unten bis in die Höhe und wieder zurück, wobei wir den Beckenboden ganz unterschiedlich wahrnehmen und die Übungen auch als verschieden schwierig empfinden. Schon wenn die Hände die Schultern fassen, scheint unser Bekkenboden »weit weg« zu sein. Die schwierigste Position ist Nr. 7, wenn die Arme in Schulterhöhe zur Seite gestreckt sind. Dann müssen wir alle unsere Konzentration aufbringen, um die Kraft im Beckenboden festzuhalten. Besonders die Sitzbeinhöcker versuchen, klammheimlich wegzugleiten.

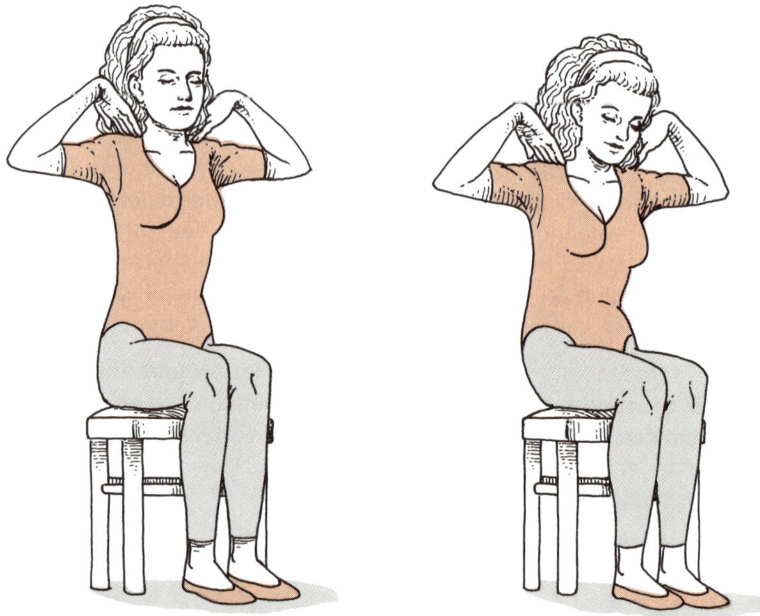

Abb. 24 Arme auf den Schultern (Position 4)

Zweite Übungsstunde

Hockergymnastik mit bewußter Atmung und Armeschwingen Bodengymnastik mit Käpt'n-Hook-Übung und Vier-Viertel-Takt-Übung

Die Übungen der ersten Stunde werden nun mit der Atmung kombiniert. Ausgenommen bleibt die »Trockenübung« in Position 1, die auch weiterhin ganz exakt und langsam und deswegen zur Einstimmung am Beginn jeder Übungsstunde geturnt wird.

Durch das Einbeziehen der Atmung wird der Bewegungsablauf zügiger, so daß wir die dreimalige Wiederholung in jeder der acht Positionen ohne Unterbrechung durchziehen und erst dann entspannen. Da der erste Bewegungsablauf bei der Ausatmung beginnt, nehmen wir vorbereitend einen kurzen Atemzug und fassen dann mit den Händen unter den Sitz. Während wir langsam ausatmen, lassen wir eine markante Spannung in der unteren Beckenbodenschicht entstehen, heben diese an, ziehen die Sitzbeinhöcker schließend darunter zusammen, lenken den unteren Beckenboden nach vorne und hoch zur Nasenspitze und schlagen das Becken nach vorne ein, so daß sich der Rücken etwas rundet. In einer kurzen Atempause richten wir uns mit dem festgehaltenen Beckenboden auf. Erst jetzt atmen wir ein und holen gleichzeitig den Beckenboden mitsamt dem innersten Hauptmuskel weiter in die Höhe. Wir halten die Spannung, richten das Becken dann erneut mit nicht rundem Rücken auf und atmen dabei wieder aus. Wir nehmen das weiterhin feste Beckenbodenpaket noch weiter mit nach vorne und ziehen am Schluß der Ausatmung den U-Muskel noch weiter in Richtung Nasenspitze. In der kurzen Atempause richten wir uns wieder auf und atmen ein, während wir den Beckenboden immer noch weiter in uns hochziehen. Auch bei der nun folgenden dritten Ausatmung nehmen wir das angespannte Muskelpaket ebenso fest wieder in die Rundung und lenken es wiederum weiter nach vorne und oben. Die Sitzbeinhöcker sind ständig zusammengezogen! Zum Abschluß ziehen wir beim Einatmen noch einmal den Beckenboden ganz in uns hoch, bevor wir endlich lockerlassen und ganz weich entspannen.

In gleicher Weise turnen wir die übrigen sechs Positionen durch. Für jede Haltung benötigen wir ca. 20 bis 30 Sekunden (am Anfang dürfen es auch mehr sein) und eine ebenso lange Entspannungspause.

Beim Lesen wird diese Übung mancher Frau unverständlich und hochkompliziert erscheinen. Sie ist es jedoch keineswegs! Das wird im Video deutlich, mit dem die ganze Gymnastik am ehesten korrekt geturnt werden kann und das wir deshalb noch einmal besonders empfehlen wollen, vor allem, wenn Frauen keine qualifizierte Anleitung durch eine Hebamme oder Krankengymnastin bekommen können.

Die gesamte Hockergymnastik, kombiniert mit der gezielten Atmung, ist für den Alltag besonders wichtig. Beim Ausatmen und Rundwerden lassen wir ganz leicht den Beckenboden »fallen«. Wenn wir gezielt üben, ihn gerade dabei fest anzuspannen, werden wir das reflexartig schon nach kurzer Zeit in unser Leben integrieren. Bei der nun folgenden Übung und praktisch auch bei der gesamten Hockergymnastik verlaufen Beckenbodenarbeit und begleitende Atmung immer in gleichem Aufbau.

Eine zusätzliche Übung in der zweiten Stunde ist das »Armeschwingen«.

Das Armeschwingen

Ausgangsstellung ist ein entspannter, aufrechter Sitz. Die Arme hängen neben dem Körper seitlich herab, die Handflächen zeigen nach hinten. Nach kurzer Einatmung spannen wir während der Ausatmung zuerst die unterste Beckenbodenschicht, heben sie an, nehmen die mittlere

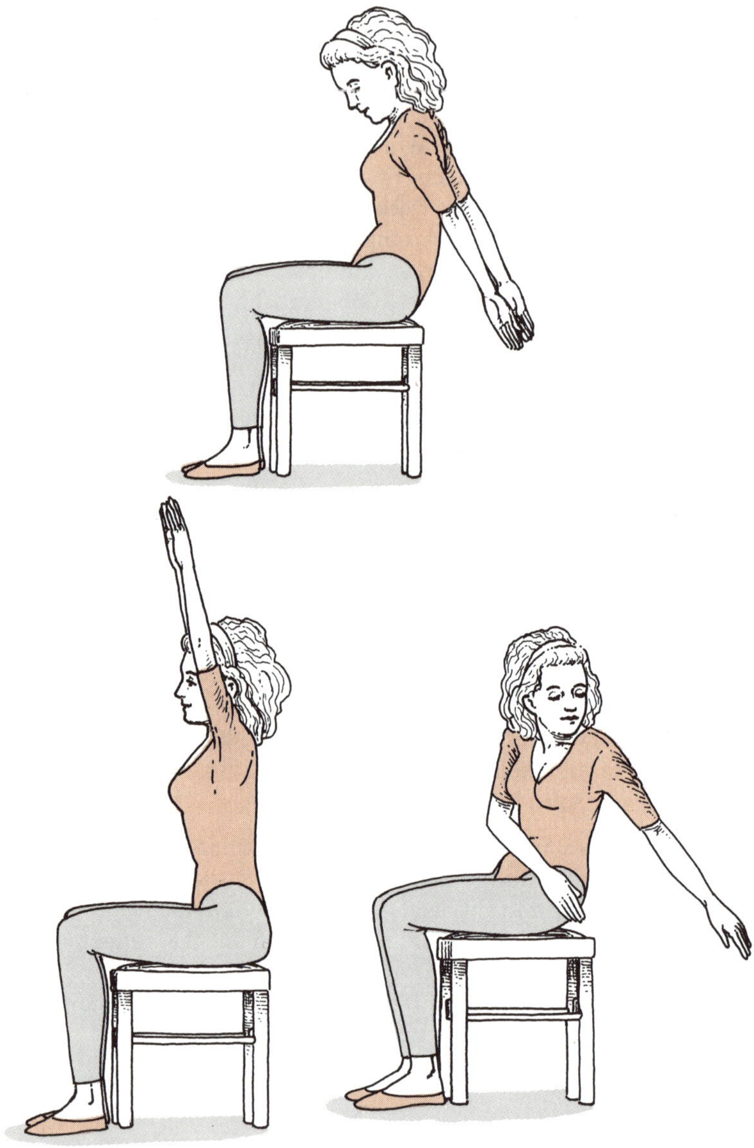

Abb. 25 Das Armeschwingen

Schicht mit den Sitzbeinhöckern hinzu und lenken die darin festgehaltene Kraft nach vorn, wobei wir den U-Muskel hochziehen. Unsere Arme haben wir dabei ein Stück nach hinten geschoben, als müßten wir mit unseren Händen einen leeren Karton wegschieben. In der kurzen Atempause heben wir die Arme schwungvoll nach vorne und oben, bis sie gestreckt nach oben zeigen. Dabei nicht ins Hohlkreuz fallen! Sind die Sitzbeinhöcker noch fest zusammengezogen? Nachziehen, falls nötig! Wenn wir nun beim Einatmen den Beckenboden tief in uns hineinziehen, sollte das buschige Ende unseres »Eichhörnchenschwanzes« über unserem Kopf vor Anstrengung zittern!

Auch diese Folge wird zweimal wiederholt, ohne daß die Beckenbodenspannung nachläßt. Sie endet mit dem Einatmen und nochmaligen Hochziehen des Beckenbodens.

Nach einer Entspannungspause variieren wir die Übung: Einatmen, und beim Ausatmen die Arme nach hinten schieben, Beckenboden anspannen. In der Atempause die Arme hochführen, und beim Einatmen den Beckenboden bis zum innersten Hauptmuskel hochziehen. Danach beide Arme nach links absenken. Bis dahin bleiben wir aufrecht und gerade sitzen. Erst wenn wir nun ausatmen und dabei den festen Beckenboden nach vorne und oben ziehen, drehen wir den Oberkörper und schieben beide Arme an der linken Seite nach hinten. Die Hüfte bleibt gerade, und der Oberkörper neigt sich nicht etwa über den Hockerrand hinaus. Es entsteht lediglich eine Drehung in der Taille. Der U-Muskel wird nun nicht zur Nasenspitze, sondern an Schulter und Ohr vorbei hochgezogen. Ansonsten läuft die Übung gleich ab, und wir entspannen uns wieder, nachdem die Arme dreimal nach oben gestreckt waren. Anschließend dreimal mit den Armen nach rechts turnen.

Die Beckenbodenspannung soll während all dieser Bewegungen gehalten werden, was die meisten Frauen anfangs als ziemlich schwierig empfinden.

Als Bodenübungen können noch die »Käpt'n-Hook-Übung« (siehe Seite 59) und die »Vier-Viertel-Takt-Übung« (siehe Seite 50) hinzukommen.

Dritte Übungsstunde

**Hockergymnastik mit Flickflack-Übung,
Hauruck-Übung, Auf und Nieder;
Bodengymnastik mit Dreierwipp**

Wir turnen die Übungen der zweiten Stunde, anschließend kommen noch drei neue Hocker-Übungen hinzu.

Flickflack-Übung

Wir sitzen aufrecht auf dem Hocker und halten unsere Arme seitlich in Schulterhöhe gestreckt. Ohne die Hüfte mitzubewegen, drehen wir den Oberkörper nach links, bis der rechte Arm ganz nach vorne, der linke Arm ganz nach hinten zeigt. Unser Blick ist nach links gerichtet, die Handflächen zeigen nach oben. Schon dadurch streckt sich der ganze Körper. Der Beckenboden wird nacheinander in seinen drei Schichten »hochgearbeitet«. Dann atmen wir kurz ein und saugen den Beckenboden gleichzeitig noch ein Stückchen mehr in uns hinein. In einer kleinen Atempause drehen wir den Oberkörper in die Ausgangsposition zurück und ziehen das gespannte Bekkenbodenpaket gleichzeitig kraftvoll nach vorne. Es muß uns wie ein nach vorne geschleuderter Kniff vorkommen. Dabei atmen wir aus und verstärken den Zug des Beckenbodens in Richtung Nasenspitze. Wie bei den Vorübungen ist der Körper in dieser Stellung leicht gerundet, und wir schauen zum Schambein, damit wir sehen, wo der U-Muskel herkommt. Unsere Hände haben sich dabei einwärts gedreht, als ob sie mithelfen wollten, den U-Muskel noch weiter nach oben zu locken.

Nun drehen wir uns nach rechts, bis der rechte Arm ganz nach hinten zeigt. Den immer noch angespannt gehaltenen Beckenboden nehmen wir mit in die gerade Körperhaltung. Indem wir kurz einatmen, kontrollieren wir die Spannung und saugen die Muskulatur nochmals kräftig in uns hoch.

Wir wiederholen die Übung, indem wir zurückdrehen, und setzen sie fort, bis der Beckenboden sechsmal in jeder Dreh-Position gewesen ist. Dabei werden wir in unseren Bewegungen immer schneller. Beim Drehen zur Seite sagen wir (einatmend) »Flick«, nach vorne (ausatmend) »Flack«, so daß ein rascher Wechsel von »Flickflack« entsteht.

Bei dieser Übung ist der Oberkörper mit Hin- und Herdrehen sehr beschäftigt. Wir lernen, dabei trotzdem die Spannung im Becken zu erhalten und ihn mit zunehmender Übung beim Vor- und Zurückdrehen jedesmal noch ein wenig mehr zu straffen. Beherrschen wir das hierbei, werden wir auch im Alltag unseren Beckenboden sicher halten können.

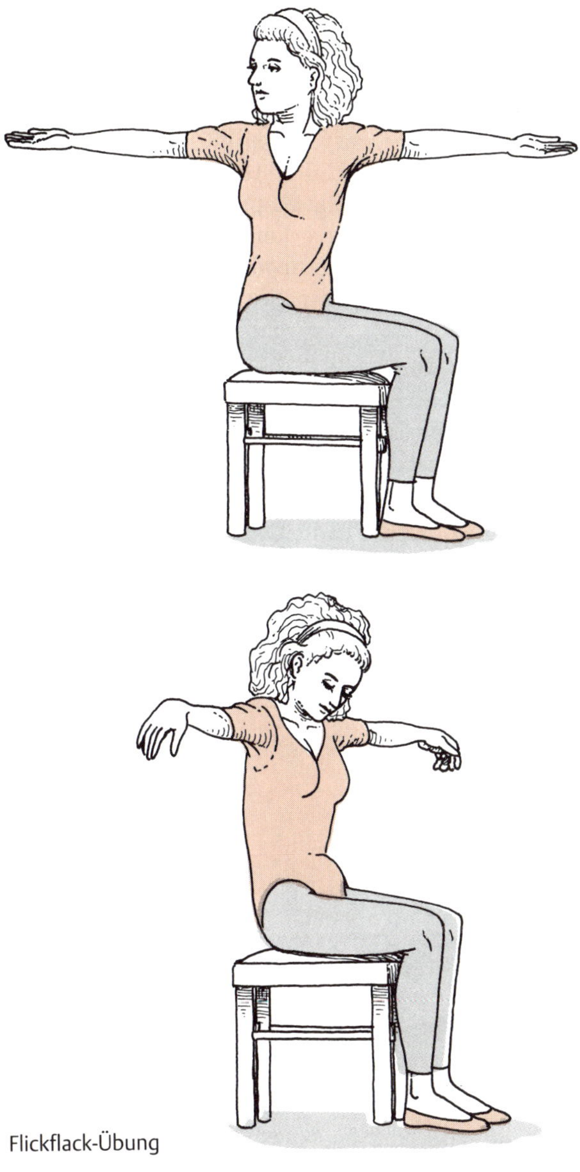

Abb. 26 Flickflack-Übung

Hauruck-Übung

Wir sitzen aufrecht auf dem Hocker, die Arme seitlich in Schulterhöhe ausgestreckt. Den Beckenboden arbeiten wir wieder Schicht für Schicht in die Höhe. Beim Einatmen ziehen wir besonders den innersten Hauptmuskel noch ein Stück höher und sagen »Hau . . .« (das »Ruck« kommt gleich!). In einer kurzen Atempause klatschen wir unsere Hände mit Schwung – »Ruck!« – an die Ellenbogen und schnellen den fest gespannten Beckenboden dabei genauso ruckartig nach vorne. Wir verstecken gleichzeitig das Gesicht zwischen den Armen und ziehen den Beckenboden mit aller Kraft noch weiter hoch, als ob ein unsichtbares, besonders dickes Einmachgummi den Beckenboden gewaltig zu den Armen zöge. Wir können das verstärken, indem wir laut »und nachz-i-e-h-e-n« sagen. Dann werfen wir die Arme in einer kleinen Atempause wieder zur Seite. Der Beckenboden steht mit dem Becken wieder aufrecht, und natürlich halten wir dabei die gesamte Spannung. Beim Einatmen ziehen wir den Beckenboden noch weiter in uns hinein.

Insgesamt sagen wir sechsmal »Hauruck« und »nachziehen«. Die Betonung dieser Übung liegt auf der in die Länge gezogenen Ausatmung. Besonders, wenn die Arme weit ausholend nach hinten geworfen werden, müssen wir viel Konzentration aufbringen, damit der Beckenboden seine Kraft

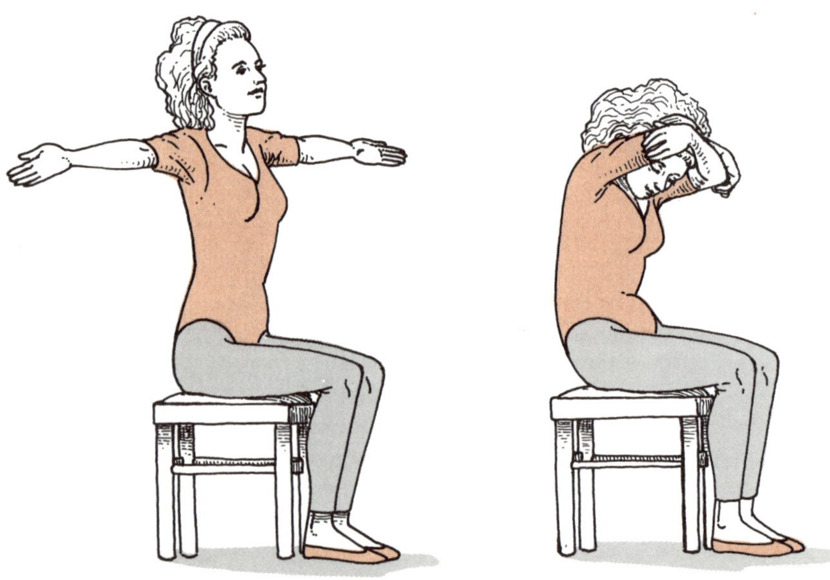

Abb. 27 Hauruck-Übung

beibehält und die Sitzbeinhöcker nicht etwa an Zug verlieren. Nach einiger Übungszeit steigert sich bei dieser Übung die Spannung immer mehr, was uns sehr schön bewußt wird, wenn nach Beendigung der Übung jegliche Spannung »herausrieseln« darf.

Auf und Nieder

Diese Übung baut auf dem Armeschwingen der zweiten Stunde auf, und ist in Teilen schon auf den Seiten 61 und 72 beschrieben worden. Viele Frauen empfinden sie als die schwierigste Übung des ganzen Programms. Es geht darum, den Beckenboden beim Aufstehen und Hinsetzen gleichermaßen festzuhalten.

Wir sitzen aufrecht auf dem Hocker, die Arme hängen seitlich herab. Nun arbeiten wir den Beckenboden in Schichten hoch und lassen die Arme zurückgleiten wie beim Armeschwingen. Nach dem Ausatmen erfolgt auch hier die kleine Atempause, in der wir uns aber zusätzlich beim Vor- und Hochschwingen der Arme vom Hocker zum Stand erheben. Der Beckenboden soll dabei führen, indem wir das angespannte Becken vor- und hochschieben. Wenn die Füße dicht am Hocker stehen, fällt dies etwas leichter.

Wir stehen nun vor dem Hocker, die Arme sind nach oben gestreckt. Unser Beckenboden hat seine Spannung in keinster Weise eingebüßt, so daß wir einen »Knackpopo« fühlen. Nun drehen wir unsere Handflächen zur Decke und drücken unseren am Rücken anliegenden »Eichhörnchenschwanz« zwischen den Zeigefingern fest. So können wir beim Einatmen den Schwanz »hochziehen«, was die Wahrnehmung erleichtert.

Nun ziehen wir den Beckenboden ganz nach vorne und setzen uns dabei hin, aber ohne in der Spannung nachzulassen! Die Arme holen wir erst herunter, wenn wir auf dem Hocker sitzen und lassen sie während der Ausatmung wieder nach hinten schwingen. Anfangs genügen vier, später können sechs »Auf und Nieder« geturnt werden. Besonders für diese Übung, aber auch für die der vierten Stunde, brauchen wir einen Hocker mit einer stabilen, großen Sitzfläche. Wir müssen wissen, daß der Hocker beim Hinsetzen nicht kippelt. Wenn wir erst verunsichert hinsehen müssen, ob wir uns setzen können, ist garantiert jeder Hauch von Spannung aus dem Beckenboden gewichen. Ohnehin ist es anfangs sehr schwer, den Beckenboden beim Hinsetzen festzuhalten, weil er sich automatisch öffnen will.

Als Bodengymnastik kommen in dieser Stunde Übungen im Vierfüßlerstand hinzu:

Dreierwipp

Dies ist die uralte »Katzenbuckel-Übung«, nur wird sie hier durch den Beckenboden dirigiert. Im Vierfüßlerstand verteilen wir das Gewicht gleichmäßig auf Hände und Knie. Die Knie sollten etwas auseinander stehen und die Hände mit gespreizten Fingern wie Tigertatzen aufstützen. Nun arbeiten wir den Beckenboden wie gewohnt hoch: Nach kurzem Einatmen spannen wir die unterste Beckenbodenschicht für sich allein und führen sie »waagerecht« in uns hinein. Dabei schließen sich die Sitzbeinhöcker darunter zusammen, und der U-Muskel wird zur Nasenspitze nach vorne gezogen. Der Beckenboden hat uns dabei in eine Katzenbuckelstellung dirigiert. Die Ausatmung ist hier beendet, und in der kurzen Atempause lassen wir den Rücken wieder ganz gerade werden und heben den Kopf an, ohne ihn in den Nacken zu legen. Wir müssen uns gut konzentrieren, um den Beckenboden dabei nicht lockerzulassen. Die Sitzbeinhöcker weichen meist ein wenig auseinander, weil das vom Bewegungsablauf der Hüfte her nicht zu verhindern ist, der Zug zwischen ihnen muß jedoch unvermindert bestehen bleiben.

Während der Einatmung saugen wir den Beckenboden wie gewohnt in uns hinein, und mit beginnender Ausatmung lenken wir ihn wieder kraftvoll nach vorne. Dreimal lassen wir uns vom Beckenboden vor- und zurückwippen, bevor wir entspannt auf die Ellenbogen sinken, den Kopf bequem auflegen und ein paar Atemzüge durch den offenen Beckenboden ein- und ausfließen lassen.

Vierte Übungsstunde

Hockergymnastik mit Ausdauertraining
Bodengymnastik mit Dreierwipp mit halber Beinarbeit

Die Grundbewegungen der Hockergymnastik sind jetzt so selbstverständlich geworden, daß wir anfangen können, Feinheiten zu »polieren«. Dafür nehmen wir uns als erstes die »Trockenübung« vor. Sie wird nicht verändert, aber wir beachten dabei besonders sorgfältig, daß unsere Schultern und Arme entspannt bleiben. Auch beim Einatmen ziehen wir sie nicht etwa zu den Ohren hoch, sondern sie bleiben ruhig und locker. Wir lernen, daß unser Beckenboden Kraft aufbauen und unser Schulterbereich dabei trotzdem entspannt bleiben kann.

Hinzu kommt diesmal noch das

Ausdauertraining

Wir sitzen auf der vorderen Hälfte des Hockers, fassen mit den Händen seitlich nach hinten und halten uns so fest. Der Oberkörper lehnt sich dabei leicht zurück, der Rücken ist gerade, nicht etwa im Hohlkreuz.

Nun arbeiten wir den Beckenboden schichtweise hoch und ziehen beim Einatmen noch einmal kräftig nach. In der kurzen Atempause schlagen wir den Beckenboden kraftvoll nach vorne ein. Während der Ausatmung heben wir ein Bein an und ziehen den Oberschenkel dieses Beines schräg hoch und an den Bauch heran. Der Beckenboden bleibt dabei gespannt und die Sitzbeinhöcker bleiben fest geschlossen.

Nach der Ausatmung senken wir in der kleinen Atempause das Bein schnell wieder in die Ausgangsstellung und haben dabei auch Kopf und Rücken wieder aufgerichtet. Wir kontrollieren die Spannung im Beckenboden und heben ihn beim Einatmen wiederum kräftig an. Dies wird dreimal mit dem rechten und nach einer Pause auch mit dem linken Bein wiederholt. Nach einer weiteren Pause heben wir bei der Ausatmung beide Beine vom Boden, ziehen die Oberschenkel aber nur halbswegs an den Bauch heran. Dieses Anheben der Beine muß vom Beckenboden her geschehen! Die Sitzbeinhöcker werden zuerst kaum ihre Spannung halten können, mit zunehmender Übung können wir dies aber bald erreichen. Dreimal heben wir die Beine in dieser Weise bei der Ausatmung an, bevor wir uns entspannen.

Mit dieser Übung ist das Hockerprogramm vollständig. In den weiteren sechs Übungsstunden können wir das Training noch perfektionieren.

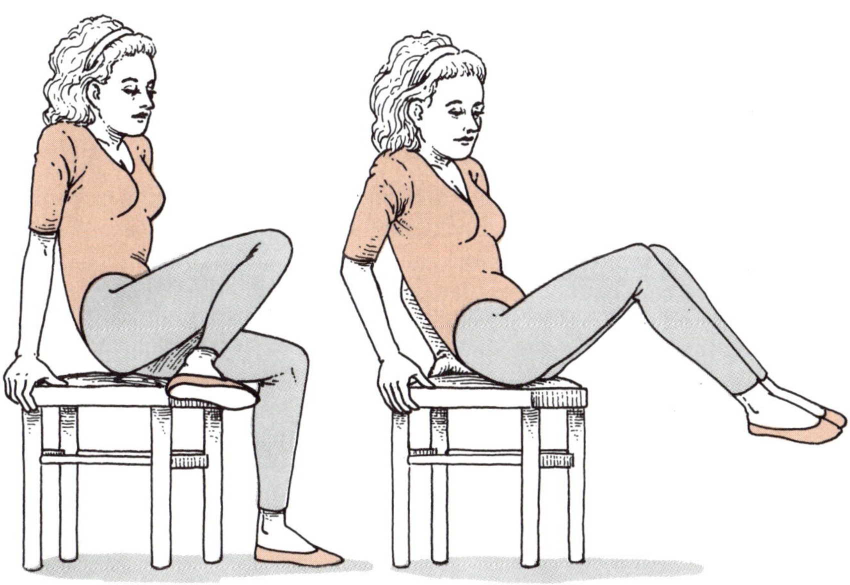

Abb. 28 Das Ausdauertraining

An Bodengymnastik machen wir zusätzlich den

Dreierwipp mit halber Beinarbeit

Ausgangsstellung und Grundbewegung sind gleich wie beim normalen »Dreierwipp«. Während wir ausatmen und den Beckenboden spannen, ziehen wir gleichzeitig den rechten Oberschenkel des fest angewinkelten Beines schräg vor und dicht an den Bauch heran. Hier holen wir die Sitzbeinhöcker mit einem Ruck noch fester zueinander und halten sie so, während der Rücken gestreckt und das Knie wieder aufgesetzt wird. Den Beckenboden ziehen wir wie gewohnt beim Einatmen in uns hoch. Mit dem Ausatmen führen wir den angespannten Beckenboden nach vorn und nehmen dieses Bein noch zweimal, anschließend das linke Bein dreimal schräg nach vorne mit.

Der Effekt dieser Übung ähnelt den neuen Übungen der Hockergymnastik. Die Spannung im Beckenboden zu halten, wenn zusätzlich zu rundem Rücken und Ausatmung auch noch ein Bein angewinkelt an den Körper gezogen wird, ist erst nach und nach möglich. Zu stark ist anfangs der beckenbodenlockernde Impuls. Beherrschen wir jedoch unseren Beckenboden, weil wir immer wieder trainieren, werden wir ihn auch bei ähnlichen Bewegungsabläufen (z. B. beim Radfahren oder Bergablaufen) kontrollieren können.

Fünfte Übungsstunde

Komplette Hockergymnastik
Bodengymnastik mit Dreierwipp mit ganzer Beinarbeit

Die Übungen der Hockergymnastik, die wir mit der Atmung kombiniert dreimal in jeder der acht Stellungen ablaufen lassen, sind meist beim dritten Mal nicht mehr ganz genau wahrnehmbar. Das läßt sich ändern, indem wir von heute an mit jeder Ausatmung die Kraft im Beckenboden steigern und ihn beim Einatmen immer noch ein Stückchen mehr hinaufholen. Das kann jede Frau ihren individuellen Möglichkeiten entsprechend gestalten, und so kann sie sich ständig weiter verbessern. Dadurch wird das Üben nicht langweilig. Wenn wir uns nach der dritten Steigerung entspannen, ist das besonders wohltuend.

Als Bodengymnastik machen wir diesmal den

Dreierwipp mit ganzer Beinarbeit

Wir beginnen wie beim »Dreierwipp mit halber Beinarbeit«, setzen aber das Knie des an den Körper gezogenen Beines nicht wieder auf, sondern strecken das ganze Bein nach hinten aus, so daß es mit unserem Rükken eine gerade Linie bildet. Der Beckenboden bleibt natürlich angespannt, und wir erfühlen, ob auch die Sitzbeinhöcker noch die Spannung halten. Beim Einatmen fällt das Einziehen des Beckenbodens leichter, wenn wir die Hüfte dabei ein wenig anheben. Bei der Ausatmung holt der verstärkt arbeitende Beckenboden das Bein den ganzen Weg nach vorne, um es mit dem Oberschenkel schräg an den Bauch heranzuziehen, mit straff gespannten Sitzbeinhöckern, versteht sich. Die Beine wechseln wir, indem wir in der kurzen Pause zwischen Aus- und Einatmung das Knie aufsetzen und das andere Bein nach hinten ausstrecken.

Durch die Beinarbeit werden wir von unserer Hauptaufgabe, den Beckenboden zu spannen, leicht abgelenkt. Dies ist so gewollt, damit wir lernen, bei anstrengender, anderweitiger Körperarbeit unseren Beckenboden voll zu integrieren.

Sechste Übungsstunde

Komplette Hockergymnastik
Bodengymnastik mit Wellenschlagen und halber Kerze

Ab der sechsten Übungsstunde versuchen wir, das »Armeschwingen« ohne Unterbrechung zu turnen. Wir machen also nicht mehr Pause nach dem dreimaligen Aufschwung, sondern strecken die Arme gleich weiter nach rechts bzw. anschließend nach links herunter. Erst dann entspannen wir uns. Dies ist an sich schon ein kleines Ausdauertraining. Während der ganzen Übungszeit sollten wir die Spannung im Beckenboden wahrnehmen können. Sobald wir das Gefühl dafür verlieren, legen wir eine kurze Entspannungspause ein und setzen die Übung erst danach weiter fort.

Wie lange eine Frau braucht, bis sie das »Armeschwingen« ohne Unterbrechung turnen kann, ist unwesentlich. Wenn wir wissen, auf welches Ziel wir hinarbeiten, ist es unwichtig, wie lange es dauert, bis wir es erreichen. Hierbei sollte niemand unter Leistungsdruck geraten.

Als Bodengymnastik gibt es heute das

Wellenschlagen

Wir liegen in Rückenlage, die Beine sind angehockt aufgestellt. Wir beginnen die Beckenbodenarbeit wie gewohnt, indem wir ausatmend die unterste Schicht anspannen und die Sitzbeinhöcker zueinander schieben. Beim Vorziehen des U-Muskels heben wir die Hüften vom Boden ab und lassen uns von den Sitzbeinhöckern so weit hochschieben, bis wir von

Schultern bis Knie eine Linie bilden. Der Beckenboden ist auch hier oben gut angespannt. Nun senken wir in einer kurzen Atempause den Rücken bis kurz über den Boden ab, lassen ihn dabei aber gerade, was oft nicht auf Anhieb gelingt. Wenn wir uns vorstellen, daß uns dabei der »Knackpopo« führt, klappt es besser. Aber es ist tatsächlich nicht so einfach, die Spannung im Beckenboden beizubehalten. Bevor wir den Boden berühren, atmen wir, den Beckenboden weiter in uns hochsaugend, ein und ziehen ihn dann kräftig nach vorne. Erst dann beginnen wir mit dem Ausatmen und lassen uns dabei von den Sitzbeinhöckern wieder zur Brücke hochschieben.

Fällt uns die Übung sehr schwer, legen wir die Hüften schon nach dem dritten »Wellenschlag« ab und lassen die restlichen drei erst nach einer Pause folgen. Nach ein bis zwei Wochen Übung sind meist sechs »Wellenschläge« hintereinander möglich.

Für einige Frauen ist es einfacher, diese Übung erst einmal ohne begleitende Atmung durchzunehmen. Wenn uns der Bewegungsablauf vertraut ist, können wir die Atmung im vorher beschriebenen Muster besser einbauen. Bei der letzten Brücke atmen wir oben tief ein, rollen ausatmend den Rücken langsam auf dem Boden ab und entspannen den Beckenboden erst, wenn der ganze Rücken aufliegt. Anschließend strecken wir alle Viere in die Luft und schütteln Arme und Beine gut aus, bevor wir ausgestreckt liegend in uns hineinatmen und Weichheit und Ruhe einkehren dürfen.

Siebte Übungsstunde

Komplette Hockergymnastik
Bodengymnastik mit Pendelübung, Schweb- und Spreizübung und Poschwingen

Wenn wir kontinuierlich unsere »Hausaufgaben« gemacht haben, können wir ab der siebten Übungsstunde beginnen, auch die Übungen des Ausdauertrainings ohne Entspannungspause hintereinanderweg zu turnen, damit wir das bis zur zehnten Stunde ganz sicher schaffen. Es werden aber immer einige Frauen damit Schwierigkeiten haben. Sie sollten sich getrost die nötige Zeit lassen. Bewegungsabläufe, die wir von unserer Wahrnehmung her nicht gut verfolgen können, werden nicht exakt ausgeführt und erreichen dann auch nicht ihre volle Wirkung. Es ist deshalb besser, nicht so schnell, dafür aber sehr genau mit dem Beckenboden zu arbeiten.

Es dauert oft mehr als zehn Übungsstunden, die Kraft im Beckenboden bewußt auch bei schwierigen Übungen halten zu können, insbesondere bei Frauen, die seit vielen Jahren oder gar Jahrzehnten unter einer ausgeprägten Beckenbodenschwäche leiden. Sie müssen sich immer wieder klarmachen, daß es einfach eine Weile dauert, bis die Kraft im Beckenboden wieder spürbar ist. In dieser Zeit ist es wichtig, nicht die Geduld zu verlieren, sondern konsequent täglich weiterzuturnen. Es lohnt sich ganz bestimmt!

In dieser Übungsstunde tun wir noch einiges für die Bauchmuskeln. Daß wir damit so lange gewartet haben, liegt daran, daß wir erst einmal die nötige Kraft im Beckenboden halten können müssen, bevor wir die Bauchmuskeln dazunehmen. Die Bodenübungen der siebten und achten Übungsstunde bauen direkt aufeinander auf. Sie fordern einen besonderen Einsatz der Bauchmuskulatur und üben dadurch mehr Druck auf den Beckenboden aus. *Keine einzige dieser Übungen darf deshalb ohne Beckenbodenarbeit ausgeführt werden.* Es ist auch nicht ratsam, damit das Übungsprogramm zu beginnen. Vielmehr ist es sinnvoll, den Beckenboden vorweg mit der Hockergymnastik oder den »Dreierwipp«-Übungen (siehe Seite 131) zu stimulieren und erst danach die Bauchmuskel-Übungen zu beginnen. So merken wir besser, ob unser Beckenboden dem Bauchraumdruck bereits gewachsen ist. Bei vielen der vorausgegangenen Übungen sind die Bauchmuskeln bereits mitbenutzt worden, so daß sie sowieso schon leistungsfähiger geworden sind.

Alle Übungen der siebten Stunde müssen auf einem Keil geturnt werden. Es sollte wirklich ein orthopädischer Keil sein (gibt's in Sanitätsgeschäften) und nicht etwa nur ein aufgerolltes Kissen. Der Keil sollte aus festem Material, an der hohen Seite 8 bis 10 Zentimeter dick und etwa 40 auf 40 Zentimeter groß sein. Er mindert den Bauchraumdruck, wenn solche bauchmuskelkräftigenden Übungen auf dem Rücken geturnt werden. Wir legen ihn so unter den Po, daß die hohe Seite zu den Füßen zeigt und wir mit dem Becken bequem darauf liegen können.

Die Pendelübung

Wir liegen in Rückenlage auf dem Keil, die Beine sind angehockt aufgestellt. Wir ziehen die Beine an den Körper heran und strecken sie senkrecht in die Luft. Das rechte Bein winkeln wir an, umfassen mit den Händen das Knie und ziehen es kräftig zum Körper heran. Der Kopf kommt dem Knie dabei ein Stück entgegen. Gleichzeitig senken wir das linke Bein gestreckt ab, bis es waagerecht über dem Boden schwebt. Nicht ablegen! Danach beide Beine wieder nach oben strecken. Wir winkeln nun das linke Bein an und senken das rechte gestreckt ab. So »pendeln« wir sechsmal hin und her.

Wenn dies vom Bewegungsablauf her klar ist, setzen wir zusätzlich den Beckenboden ein. Wie wir ihn benutzen, wird im ersten Moment »falsch« erscheinen, ist aber dann sehr viel effektiver und exakter auszufüh-

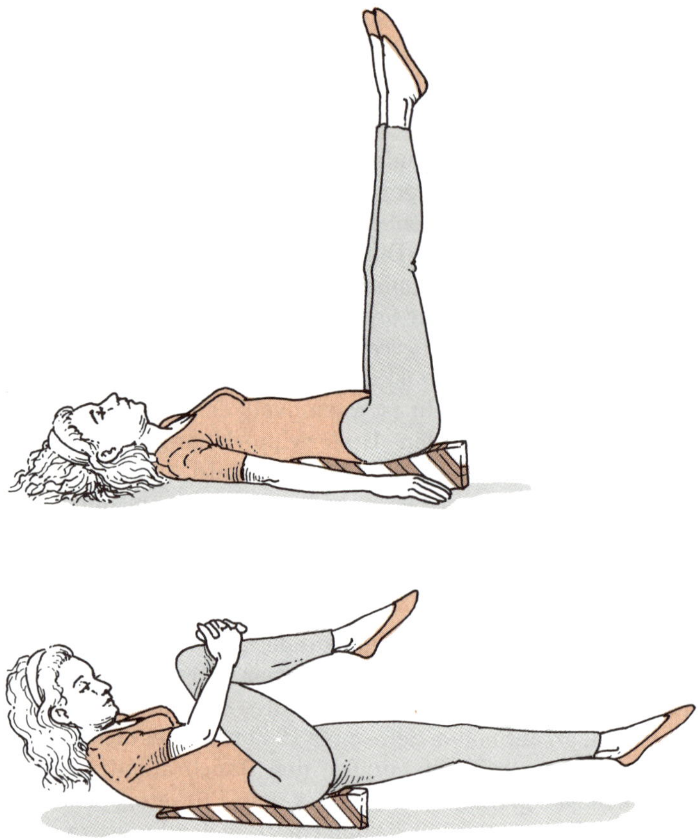

Abb. 29 Die Pendelübung

ren. Zeigen beide Beine senkrecht nach oben, holen wir die unterste Beckenbodenschicht zwischen den Beinen hindurch nach vorne und ziehen die Sitzbeinhöcker dicht zueinander. Dann atmen wir ein. Wenn wir das gestreckte Bein absenken, ballen wir den Beckenboden um den Sitzbeinhöcker dieses Beines zusammen und atmen aus.

Die Schweb- und Spreizübung

Wir liegen in Rückenlage mit ausgestreckten Beinen auf dem Keil. Die Beine sind leicht gespreizt. Wir spannen den Beckenboden und ziehen ihn kräftig nach vorne. Die Beine heben wir etwas an und lassen sie vom Bekkenboden über dem Boden schwebend zusammenziehen. Wir pressen sie fest aneinander und legen sie erst danach ab.

Die Atmung flechten wir wie folgt ein: Wenn die Beine ausgestreckt nebeneinander liegen, spannen wir zuerst wieder den Beckenboden schichtweise an und saugen ihn beim Einatmen in uns hoch. In der kurzen Atempause heben wir die Beine an und spreizen sie zügig zur Seite. Wir holen den Beckenboden nun kräftig nach vorne und führen während der Ausatmung die Beine zueinander, um sie dann abzulegen. Den Beckenboden noch nicht entspannen, sondern bei der folgenden Einatmung nach- und weiter hinaufziehen. Erst nach dem sechsten Einatmen mit gestreckt aufliegenden Beinen entspannen wir uns und lassen den ganzen Körper weich »zerfließen«.

Das Poschwingen

Wir liegen wieder in Rückenlage auf dem Keil, die Beine sind angehockt aufgestellt. Nun ziehen wir die angewinkelten Beine ganz an den Oberkörper heran und werfen unser Gesäß so schwunghaft nach oben, daß wir uns dabei nach rechts drehen und nun mit der Hüfte seitlich auf dem Keil liegen. Der Oberkörper bleibt dabei ruhig und dreht sich nicht mit! Nun drücken wir die Beine fest aneinander und strecken sie nach unten aus, um sie gleich darauf wieder anzuwinkeln (wir liegen immer noch auf der rechten Seite). Dann schwingen wir den Po wieder in die Luft, drehen den Unterkörper in der Luft nach links, so daß wir auf dieser Seite aufkommen, und strecken die Beine wieder kurz aus. Auf jeder Seite dreimal.

Beckenbodenarbeit und Atmung sind bei dieser Übung leicht einzubauen: Beim Hochschwingen des Pos atmen wir aus und schlagen den Bek-

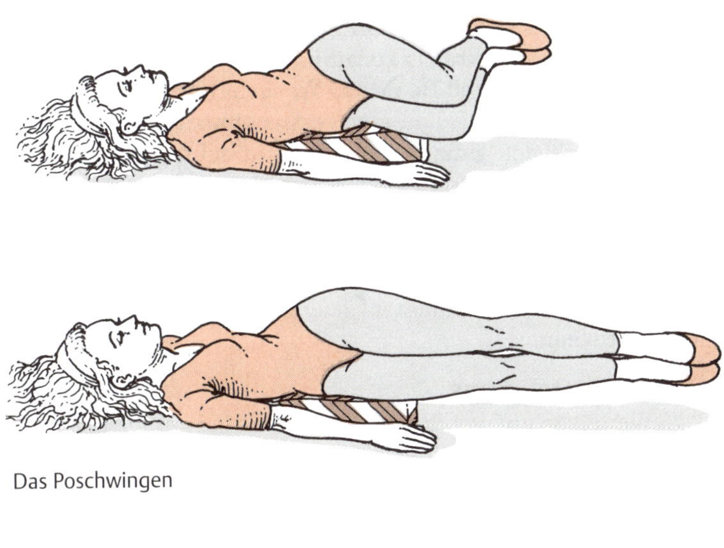

Abb. 30 Das Poschwingen

kenboden nach vorne ein. In der Atempause strecken wir die Beine aus, spannen den Beckenboden während des Einatmens nach und saugen ihn hoch. Danach folgt beim Ausatmen der Schwung zur anderen Seite.

Achte Übungsstunde

Komplette Hockergymnastik
Bodengymnastik mit Waageübung und Klappübung

In der Hockergymnastik sind wir inzwischen so perfekt, daß wir sie in einer Viertelstunde komplett durchturnen. Das läßt Raum für eine etwas anspruchsvollere Bodengymnastik. Zusätzlich zu den Übungen der Vorwoche folgt nun

die Waageübung

Bei dieser Übung müssen wir den Beckenboden von Anfang an mitbenutzen. Sie setzt auch voraus, daß er mittlerweile so kräftig ist, daß er diese Übung gut dirigieren kann. Wenn wir die Übung ohne bewußte Spannung im Beckenboden turnen, belastet das sowohl diesen als auch den Rükken zu sehr. Sollte eine Schwäche im Rücken bestehen oder besonders der Lendenwirbelbereich beim Turnen sehr schmerzen, ist es ratsamer, diese Übung auszulassen. Bei korrekter Mitarbeit des Beckenbodens ist dies jedoch eine Übung, die Rücken-, Bauch- und Beckenbodenmuskeln gleichermaßen kräftigt.

Wir sitzen zusammengekauert auf dem Boden. Die Arme umschlingen die Beine. Nach kurzem Einatmen arbeiten wir den Beckenboden ausatmend bis zur mittleren Schicht hoch, wobei wir den U-Muskel betonen und die Sitzbeinhöcker sehr kräftig zusammenschieben. In einer kleinen Atempause öffnen wir Arme und Beine zur Waagehaltung: Wir breiten die Arme aus und heben gleichzeitig die Beine gestreckt an, ohne umzukippen. Dabei muß der Beckenboden ganz fest angespannt sein, sonst klappt das nicht. Der Rücken darf nicht durchhängen, was aber bei kräftiger Beckenbodenspannung auch gar nicht vorkommen kann. Beim Einatmen saugen wir den Beckenboden bis in die innerste Schicht hoch. Wir halten kurz den Atem an, kauern uns dann wieder zusammen und atmen aus, aber ohne die Spannung im Beckenboden loszulassen! Zuerst vier-, später sechsmal hintereinander durchturnen.

Die Klappübung

Wir sitzen auf dem Boden, die Beine sind gerade nach vorne ausgestreckt. Beine und Rumpf bilden einen rechten Winkel. Die Arme heben wir

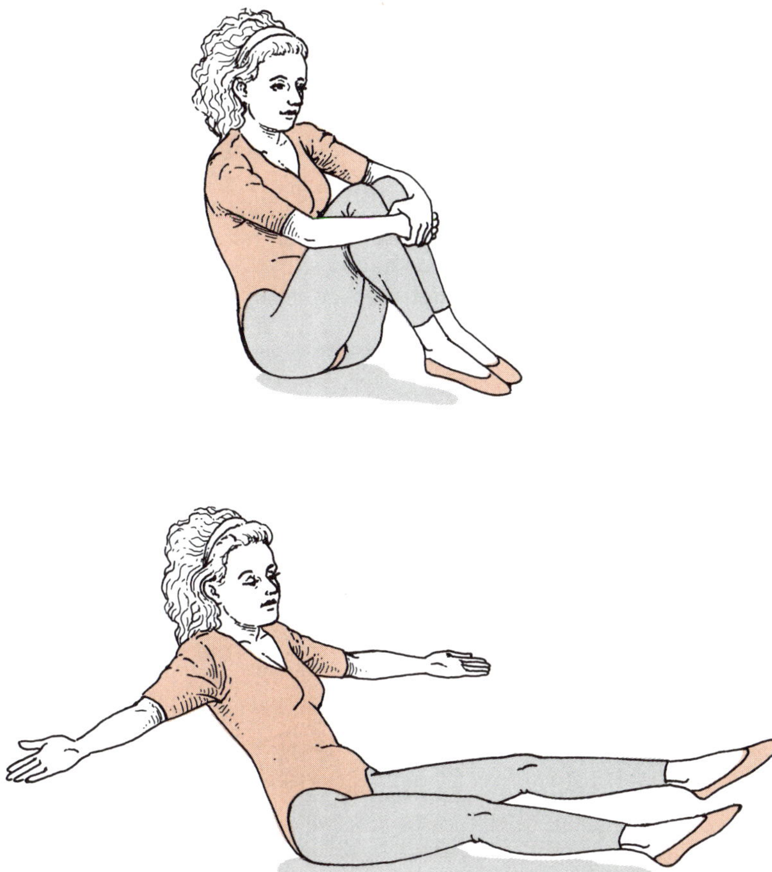

Abb. 31 Die Waageübung

senkrecht in die Höhe, die Finger sind ineinander verschränkt. Nun arbeiten wir den Beckenboden in allen drei Schichten in uns hoch und ziehen bei der Einatmung nochmal verstärkend nach. In der kurzen Atempause schlagen wir den Beckenboden kräftig nach vorne ein. Dadurch rundet sich der Rücken leicht. Nun erst folgt die Ausatmung, wobei wir die Spannung im vorderen Beckenbodenbereich besonders betonen und uns mit den gestreckten Armen so weit vorbeugen, daß die Füße oder Fesseln berührt werden. Wir tippen mit den Händen dort nur an und »klappen« uns sofort wieder zum Strecksitz auf.

Es erfordert einige Konzentration und etwas Übung, jetzt – im Strecksitz angekommen – die Beckenbodenkraft in allen drei Schichten noch gut wahrzunehmen. Falls wir Spannung verloren haben, ziehen wir bei der nun folgenden Einatmung den Beckenboden nochmal nach und hoch. Auch diese Übung turnen wir erst vier-, dann sechsmal.

Die Klappübung mit Seitdrehung

Wir sitzen wie bei der »Klappübung« auf dem Boden, diesmal aber mit gespreizten Beinen. Die Arme halten wir in Schulterhöhe seitlich ausgestreckt. Wir spannen wieder den Beckenboden in allen drei Schichten an

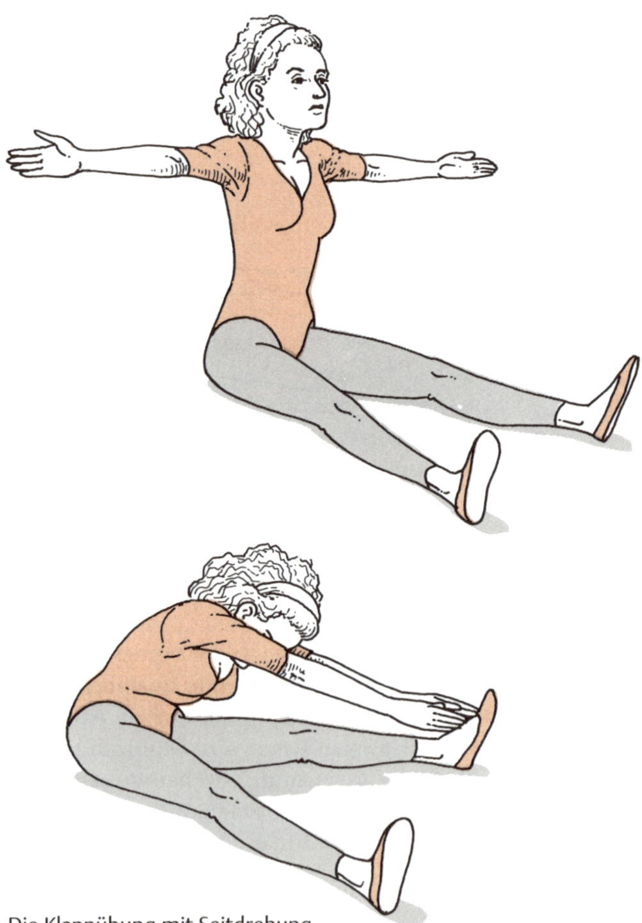

Abb. 32 Die Klappübung mit Seitdrehung

und ziehen ihn beim Einatmen kräftig hoch. In der Atempause drehen wir uns zum rechten Bein und schlagen dann den Beckenboden kräftig nach vorne ein. Der U-Muskel wird dabei nicht in Richtung Nasenspitze, sondern »am Ohr vorbei« hochgezogen. Nun atmen wir aus, beugen uns zum rechten Bein hinunter und berühren mit den Händen Fuß oder Fessel. Von hier richten wir uns auf und strecken die Arme wieder in Schulterhöhe aus.

Durch die gespreizten Beine und ausgebreiteten Arme ist es bei dieser Übung noch schwieriger, den Beckenboden durchgängig kraftvoll anzuspannen. So müssen wir hier meist bei der Einatmung kräftig nachziehen, bevor wir uns dann dem linken Bein zuwenden.

Zweimal beugen wir uns auf jedes Bein herab und erweitern später, wenn wir mehr Übung damit haben, auf dreimal.

Alle drei Bodenübungen setzen schon eine gute allgemeine Leistungsfähigkeit im Beckenboden voraus. Sie können deshalb für einige Frauen zu anstrengend sein und dürfen dann getrost ausgelassen werden.

Neunte Übungsstunde

Komplette Hockergymnastik
Bodengymnastik mit Schere und Wurfkerze
Rücken-Gesäß-Training mit hohem Abspreizer und Trichterkreisen

Die Hockergymnastik perfektionieren wir wieder ein Stück mehr – wir können immer noch zügiger und besser turnen!

Als Bodengymnastik nehmen wir uns dieses Mal Übungen in der Kerzestellung vor. Die Kerze ist für viele Frauen nicht angenehm, sie können diese Übungen dann einfach übergehen. Auch Frauen, die unter Migräne oder Bluthochdruck leiden oder im Nackenwirbelbereich leicht Beschwerden haben, sollten vorsichtig sein und diese Stellungen lieber auslassen, wenn sie sich unsicher fühlen.

Viele Frauen turnen aber ausgesprochen gern in der Kerze. Durch die optimal beckenentstauende Wirkung ist die Beckenbodenarbeit in allen Schichten besonders klar zu spüren und natürlich auch sehr effektiv. Wie bereits bei der »halben Kerze« (siehe Seite 48) beschrieben, ist das Hochkommen in die Kerze ebenso wie das anschließende Herunterrollen wichtiger als die Übung selbst. Kommen wir falsch hinauf und herunter, kann das den Beckenboden so stark unter Druck setzen, daß sich eine Beckenbodenschwäche noch verstärkt.

Wir können meist zwei Übungen hintereinander in der Kerze turnen, bevor wir eine Entspannungspause einlegen.

Die Schere

Wir kauern uns auf einer weichen, aber nicht federnden Unterlage zusammen und umfassen unsere dicht an den Körper gezogenen Beine. Nun spannen wir die unterste Beckenbodenschicht an und schieben die Sitzbeinhöcker zueinander. Die unterste Beckenbodenschicht lenken wir zum Schambein hin, als ob wir sie ganz dahinter verstecken wollten. Dann legen wir die Hände leicht an die Seite, damit wir uns mit festgehaltenen Sitzbeinhöckern und in zusammengekauerter Stellung mit etwas Schwung nach hinten rollen können. Unser Po kommt dadurch leicht vom Boden hoch, und wir stützen die Hüften sofort von hinten mit den Händen ab. Der Rücken ist noch rund, die Knie über den Augenhöhlen. Jetzt heben wir die Beine gestreckt und fest zusammengedrückt zur Zimmerdecke in die Kerzehaltung.

Als erstes können wir die Beine spreizen und schließen. Beim Auseinanderspreizen ist der Beckenboden locker. Nun spannen wir ihn kräftig an, ziehen ihn hoch und lassen ihn die Beine wieder zusammenziehen. Wir drücken sie fest aneinander und schieben sie zur Zimmerdecke hoch. Dabei atmen wir ein, beim Spreizen der Beine atmen wir aus. Wir wiederholen das dreimal und ziehen dann ein Bein leicht nach vorne, das andere strecken wir leicht in die Gegenrichtung nach hinten. Wenn der Beckenboden die Beine wieder zueinander holt, scheren wir sie übereinander und schieben sie fest aneinandergepreßt wieder zur Zimmerdecke hoch. Die begleitende Atmung und die Zahl der Wiederholungen bleiben gleich.

Vor der nächsten Übung hocken wir aus der Kerze die Beine an, so daß die Knie zu den Augenhöhlen zeigen und der Beckenboden sich schön entspannen kann.

Die Wurfkerze

Mit Schwung werfen wir dann die Beine in die Höhe und halten ausgehend vom Beckenboden eine straffe, gerade Kerze, die Beine sind fest aneinandergedrückt und hochgeschoben. Danach lassen wir beide Beine gestreckt über den Kopf absinken (wer Yoga kann: wie beim »Pflug«). Den Rükken runden wir leicht und lassen auch das Gesäß etwas absacken, so daß die Knie über der Nase stehen. Hier atmen wir aus und können den U-Muskel ein wenig einschlagen. Mit Schwung werfen wir nun Beine und Rumpf wieder zu einer schönen, aufrechten Kerze hoch und lassen sie vom Beckenboden dort oben stabilisieren. Dreimal wiederholen wir diesen »Wurf« und begleiten ihn wie vorher mit Atmung und Beckenbodenarbeit.

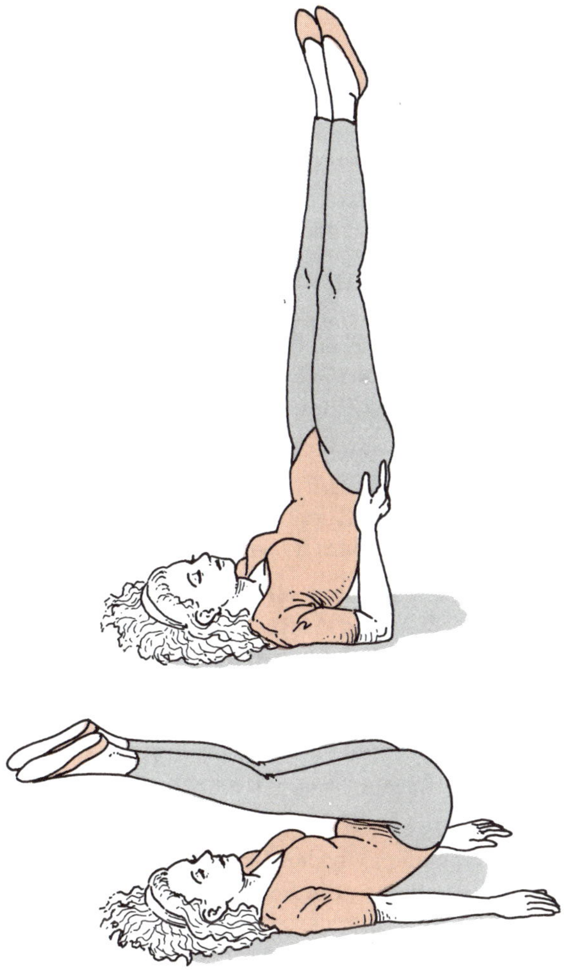

Abb. 33 Die Wurfkerze

Zum Abschluß tun wir so, als würden wir ein Stück Kreide zwischen unsere Fußspitzen nehmen, und »schreiben« damit unseren Namen an die Zimmerdecke. Der Beckenboden muß uns dabei aufrecht und im Gleichgewicht halten! Wir müssen die Streckung bis zum letzten i-Punkt und t-Strich halten, auch beim Ein- und Ausatmen! Und wir sollten natürlich nicht nur »Eva« oder »Susi« heißen!

Bevor wir uns aus der Kerze abrollen – der Beckenboden bleibt bis zum Aufstehen ständig angespannt! –, drehen wir uns seitlich auf eine Hüfte.

Nun kommen wir auf diese Seite herunter und setzen uns mit seitlich eingeschlagenen Beinen hin. Danach drehen wir uns weiter in den Vierfüßlerstand und setzen die Füße auf, so daß wir, die Beine streckend, eine große Brücke machen. Hier spannen wir wieder das unterste Beckenbodenpaket fest an, schieben die Sitzbeinhöcker zueinander und heben uns – etwas seitlich geneigt – aufrollend in den Stand. Vor dem Hochkommen sollten Frauen, die diese Übung zur Korrektur einer abgeknickten Gebärmutter machen, erst einmal im Vierfüßlerstand oder in Seitlage mit erhöhtem Becken ausruhen.

Rücken-Gesäß-Training

Alle diese Übungen sind besonders für Frauen geeignet, die eine Schwäche im hinteren Beckenbodenbereich haben. Sie unterstützen die Hebefunktion des innersten Hauptmuskels, kräftigen den Afterschließmuskel und sind auch bei Hämorrhoiden eine empfehlenswerte Gymnastik.

Ausgangsstellung ist die Bauchlage auf dem Keil, wobei der Keil mit dem hohen Teil zu den Füßen zeigt, so daß wir mit den Hüften dort bequem aufliegen können. Die Ellenbogen sind weit auseinandergeschoben, und der Kopf ruht auf den Händen. Er wird während der Übungen nicht angehoben.

Nun arbeiten wir den Beckenboden in seinen Schichten hoch, saugen beim Einatmen kräftig nach und heben gleichzeitig die gestreckten Beine soweit an, daß sie waagerecht über dem Boden schweben. In dieser Stellung werden die Beine drei Atemzüge lang vom Beckenboden über dem Boden gehalten, bevor wir sie ablegen und entspannen. Zur Steigerung können wir währenddessen die Beine im Takt der Ein- und Ausatmung spreizen und schließen, ohne jedoch die Beckenbodenspannung dabei zu verlieren.

Als nächste Übung spreizen wir die Beine im Liegen etwas auseinander. Nachdem wir den Beckenboden wie gewohnt hochgearbeitet haben, werden die Beine vom Beckenboden waagerecht angehoben, zusammengeführt, kurz aneinandergepreßt und dann abgelegt. Der Beckenboden darf erst entspannen, wenn die Beine voll abgelegt sind!

Der hohe Abspreizer

Diese Übung geht von der gleichen Grundhaltung aus, nur werfen wir jetzt je ein Bein mit Schwung gestreckt nach oben und halten es dort für drei Atemzüge. Dabei können wir im Beckenboden um den After herum bewußt mehr Kraft konzentrieren. Wir turnen zwei bis drei »hohe Abspreizer« pro Bein.

Trichterkreise

Wieder liegen wir wie zuvor in Bauchlage auf dem Keil und heben die Beine, nachdem wir zuvor die Beckenbodenkraft aufgebaut haben, in die

Waagerechte. Hier nehmen wir noch einmal ein gedachtes Stück Kreide zwischen die Fußspitzen und malen große Kreise an die hinter uns liegende Wand. Wir können natürlich auch unseren Namen schreiben, sollten aber wiederum nicht »Ute«, sondern tunlichst »Elisabeth« oder »Katharina« heißen! Der Beckenboden bleibt strikt gespannt.

Zehnte Übungsstunde

Komplette Hockergymnastik
Bodengymnastik mit erbarmungsloser Fußklammer und Partnerbeteiligung

Die Hockergymnastik beherrschen wir nun sozusagen im Schlaf und stürzen uns mit um so mehr Vehemenz in die Bodenübungen, wobei diesmal der Partner miteinbezogen werden kann. Ausgangsstellung für alle Übungen ist die Rückenlage auf dem Keil, die Arme liegen leicht abgespreizt neben uns.

Die erbarmungslose Fußklammer

Bei dieser Übung steht der Partner zu unseren Füßen und reicht uns seine nach unten gestreckte Faust. Mit unseren Füßen umklammern wir sein Handgelenk, spannen alle Beckenbodenschichten kräftig an und drücken die umklammernden Füße »erbarmungslos« auf die Hand hinunter. Wenn wir wirklich gnadenlos stark drücken, können wir unsere Hüfte anheben, so daß wir nur noch mit den Schultern und dem Kopf auf dem Boden liegen. Mit etwas Übung ist diese Haltung gut drei bis sechs Atemzüge lang zu halten. Auch den Beckenboden können wir immer präziser anspannen, denn es ist schnell klar, wie gut der vordere Bereich dabei arbeitet und wahrzunehmen ist. Bei einem zu lockeren Scheideneingang oder einer weichen vorderen Scheidenwand sowie bei Urininkontinenz ist dies also eine besonders empfehlenswerte Übung.

Dreimal hintereinander beanspruchen wir die Faust unseres Partners. Wenn wir uns schön sicher in der Brücke halten können, kann uns der Partner auch nach rechts und links tragen, so daß wir eine zusätzliche Biegung in der Taille machen.

Partnerübungen

Die weiteren nun folgenden Übungen sind eigentlich altbekannt. Sie werden leider meist eingesetzt, wenn Frauen einen kraftlosen Beckenboden haben und nicht wissen, wie sie ihn gezielt einsetzen sollen. Bei mangelndem Beckenbodenbewußtsein können diese Übungen jedoch die Be-

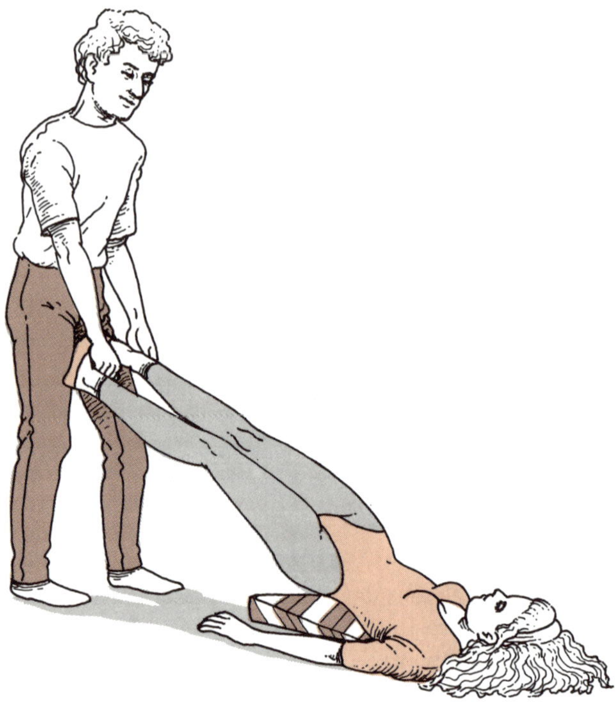

Abb. 34 Die erbarmungslose Fußklammer

schwerden eher verschlimmern oder eine Schwäche überhaupt erst entstehen lassen. Die Beckenbodenmuskeln müssen also sehr bewußt und kraftvoll eingesetzt werden, ansonsten würde der Beckenboden durch den entstehenden Bauchraumdruck in Verbindung mit der körperoffenen Haltung massiv belastet werden. Wer alle Übungsstunden jedoch kontinuierlich absolviert hat, wird allemal spüren können, ob und wieweit der Beckenboden diese Belastung aushalten kann. Der Partner muß dabei seine Kraft der Beckenbodenstärke der turnenden Frau anpassen.

Wir stellen die Beine angehockt auf. Der Partner kniet uns zugewandt vor den Füßen und drückt mit seinen Händen unsere Knie von den Innenseiten her auseinander. Wir sollten dabei schon vor dem Auseinanderschieben den Beckenboden vorschriftsmäßig angespannt haben. Nun können wir die Kraft dort verstärken, wo sie gefordert wird und die Knie gegen den Widerstand des Partners fest geschlossen halten.

Danach halten wir die Knie fest geschlossen, und die Partnerhände drücken von außen dagegen. Nun versuchen wir, die Hände auseinanderzudrücken. Wie bei der vorigen Übung muß zuerst Beckenbodenspannung aufgebaut werden. Wenn wir die Übung langsam ausführen, können wir die Beckenbodenkraft wieder ganz gezielt dort einsetzen, wo sie am meisten beansprucht wird.

Nun lassen wir die Knie nach außen fallen, und der Partner legt seine Hände auf ihre Innenseite. Nachdem wir Beckenbodenkraft aufgebaut haben, drücken wir die Knie gegen den Widerstand der Hände mit dem Beckenboden nach oben und zueinander.

Danach halten wir das Handgelenk des Partners zwischen den Knien. Nachdem wir den Beckenboden angespannt haben, zieht unser Partner mit der zur Faust geballten Hand nach oben. Wir halten die Faust sicher fest und heben dabei gleichzeitig das Becken zur Brücke auf und ab.

Zuletzt spreizen wir die Beine gestreckt auseinander und drehen die Füße nach außen. Der Partner gibt an der Innenseite der Füße Widerstand. Wir spannen den Beckenboden schichtweise an und drehen mit dieser Kraft die Füße gegen den Widerstand der Hände ganz nach innen.

Alle diese Übungen sollten zwei- bis dreimal wiederholt werden.

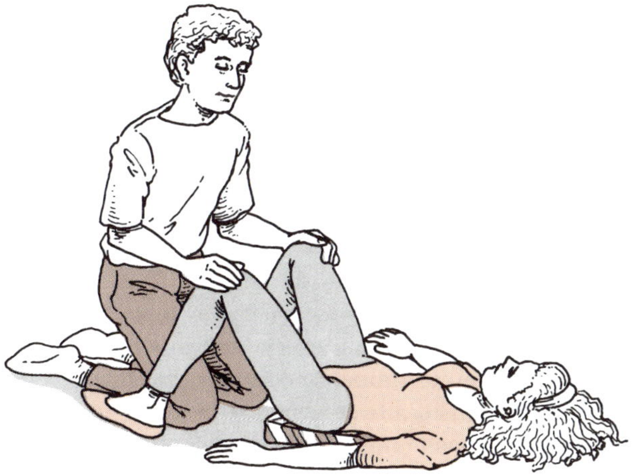

Abb. 35 Partnerübung Kniedrücken

Erfahrungsberichte von Frauen

Verena (Ende 40):

Vor einigen Jahren fiel mir auf, daß ich beim Laufen, Hüpfen und Husten Schwierigkeiten hatte, den Urin zu halten. Das machte mich befangen und unsicher. In einem Sportclub habe ich es mit Gymnastik versucht, aber leider ohne Erfolg. Von einer Ärztin erfuhr ich von den Kursen Susannes. Ich hatte Glück und ergatterte noch einen Platz im nächstmöglichen Kurs.

Anfangs ging es erstmal um die einzelnen Muskeln des Beckenbodens, was ich sehr positiv empfand, denn ich hatte dadurch später ein viel besseres Gefühl für das, was ich übte. Nach der Hälfte des Kurses hatte ich aber immer noch Schwierigkeiten, Kopf und Bauch miteinander zusammenzubringen. Ich verstand zwar, was ich machen sollte, aber ich konnte es nur schwer umsetzen. Zu Hause hatte ich mir meist vorgenommen, konsequent weiterzuüben, aber meistens wurde dann doch nichts draus.

In der zweiten Kurshälfte ging es dann besser. Ich machte Fortschritte. Und am Ende habe ich mich gleich fürs nächste Jahr wieder angemeldet, weil ich schon erste Erfolge spürte und nicht aufhören wollte, daran zu arbeiten.

Den zweiten Kurs begann ich mit viel Elan. Es fiel mir gleich viel leichter, die Anspannung im Beckenboden zu fühlen und umzusetzen. Zu Hause habe ich mir dann täglich eine feste Zeit für die Hockergymnastik »eingerichtet«. Seit ich kontinuierlich täglich übe, fühle ich mich viel sicherer. Ich habe praktisch keine Beschwerden mehr, aber ich weiß nicht, ob es auch dabei bleibt.

Judith (Ende 20):

Meine Probleme begannen nach der Geburt meines ersten Kindes. Wir wohnen im dritten Stock, ohne Fahrstuhl. Deshalb trug ich häufig schwere Einkaufstaschen und natürlich auch meinen kleinen Sohn die Treppen rauf und runter. Nach einiger Zeit merkte ich, daß ich meinen Urin nicht mehr richtig halten konnte. Besonders beim Tragen und Heben verlor ich einige Tropfen. Mit der Zeit verschlimmerte sich das noch. Ich sprach meinen Gynäkologen darauf an. Er verschrieb mir Tabletten. Das Tröpfeln hörte aber nicht auf. Dann setzte er mir einen Gummiring ein. Der trug sich nicht gerade angenehm, weil er immer wieder verrutschte und von neuem eingesetzt werden mußte. Ich konnte den Urin zwar wieder etwas besser halten, aber das Problem war noch lange nicht gelöst.

Es hat mir aber gut getan, daß der Frauenarzt mich ernst genommen hat. Als ich ihm sagte, daß der Gummiring für mich keine Dauerlösung ist, riet er mir zur Operation. Zwischenzeitlich wurde ich aber erstmal wieder schwanger. Ich trug den Gummiring bis kurz vor der Geburt meiner Tochter. Zufällig betreute mich dieselbe Hebamme wie beim ersten Kind. Ich erzählte ihr, wie unglücklich ich mit dem Urinverlust bin. Ich erzählte ihr auch, daß mein Gynäkologe mir die Operation nahegelegt hatte. Noch im Kreißsaal gab sie mir die Adresse von Susanne. Sie sagte, sie habe schon von mehreren Frauen gehört, die durch Beckenbodengymnastik eine Operation hätten vermeiden können.

Ich meldete mich gleich an und habe vor kurzem zum zweiten Mal einen Kurs besucht. Zwischendurch habe ich ziemlich häufig geübt. Meine Beschwerden sind fast weg. Nur selten verliere ich noch etwas Urin. Von einer Operation ist keine Rede mehr.

Sandra (30):

Ich bin 30 Jahre alt, Büroangestellte und habe keine Kinder. Meine Beckenbodenprobleme wurden mir vor ungefähr drei Jahren richtig bewußt. Ich war damals bei einer Freundin bei der Geburt ihres Kindes dabei, und als ich danach meine Tage hatte, hatte ich das Gefühl, meine Gebärmutter »in Händen zu halten«.

Ich suchte daraufhin sofort meinen Frauenarzt auf, der eine Gebärmuttersenkung diagnostizierte. Als er mich dann fragte, ob ich Schwierigkeiten beim Wasserhalten und Schmerzen beim Verkehr hätte, mußte ich feststellen, daß ich offensichtlich schon länger Probleme hatte.

Auf meine Frage, was ich hiergegen unternehmen könnte, meinte er, am besten sei ein Kursus für Beckenbodengymnastik. Als ich ihn bat, mir zu sagen, wo solche Kurse angeboten würden und ein entsprechendes Rezept auszustellen, erwiderte er, Kursangebote gäbe es eigentlich nur für frisch entbundene Frauen und diese müßte ich entweder der Zeitung entnehmen oder bei der Krankenkasse erfragen. Ein Rezept könne er mir nicht ausstellen, da ich noch keine Kinder habe und damit solche Probleme eigentlich gar nicht auftreten dürften. Die Krankenkasse würde dies jedenfalls nicht bezahlen. Er drückte mir zwei Zettel mit Hockerübungen in die Hand, die weder besonders anschaulich noch hilfreich waren und meinte, wenn es so nicht besser würde, müßte man eine Operation ins Auge fassen, die zwar erstens mit Risiken verbunden sei, von der Krankenkasse aber selbstverständlich bezahlt würde – und draußen war ich wieder.

Über drei Ecken habe ich dann von den Kursen bei Susanne erfahren. Die Voruntersuchung ergab, daß mein Beckenboden keineswegs so schwach war wie angenommen. Ein halbes Jahr später begann der erste Kursabend.

Altersmäßig gingen die Teilnehmerinnen quer durch die Bank. Ich war nicht die jüngste, allerdings die einzige ohne Kind. An diesem ersten Abend passierte dann etwas, womit ich nicht gerechnet hatte. Durch dieses intensive Erfühlen und Hören auf die Vorgänge im Beckenboden, d. h. überhaupt im Intimbereich, ging eine Tür zu meiner Vergangenheit auf. Obwohl ich wegen des Mißbrauchs durch meinen Vater bereits seit Jahren in Therapie bin und die psychischen Folgen gut aufgearbeitet habe, hatte ich bis zu diesem Tag noch keinen Zugang zu meiner körperlichen Seite gefunden. Diese Empfindungen und Erinnerungen machten sich nun auf das Unangenehmste in mir breit.

Ich konnte die Übungen gut mitmachen, nur war ich nicht in der Lage, mich wieder zu entspannen. Die Spannung im Beckenboden war nicht zu lösen und führte zu solcher Verkrampfung, daß ich das Gefühl hatte, in meinem Bauch sei eine geballte Faust. Erinnerungen, die jahrzehntelang in mir geschwelt hatten, brachen sich nun unaufhaltsam Bahn. Ich konnte mich auf einmal wieder an all die Schmerzen erinnern, die ich seinerzeit erlitten hatte. Ich wußte überhaupt nicht, daß es so schmerzhaft gewesen war. Das Schlimmste für mich in diesem Moment war, daß ich davon überrascht wurde und obendrein von mir völlig fremden Personen umgeben war, so daß ich natürlich krampfhaft versuchte, mir nichts anmerken zu lassen. Letzteres hat sicherlich dazu beigetragen, daß sich die Spannung in mir noch weiter erhöhte.

Der Weg nach Hause war die Hölle, da ich mit der Bahn unterwegs war und ständig Angst davor hatte, von irgendeinem Mann angesprochen zu werden. Zu Hause angekommen brach ich in Tränen aus. Ich war völlig am Ende und konnte nicht mehr aufhören zu weinen – es war einfach nur schrecklich! Ich hatte das Gefühl, in ein tiefes, bodenloses Loch zu fallen. Schließlich habe ich mir ein Herz gefaßt und etwas getan, was ich vorher noch nie getan hatte: Ich rief bei einem befreundeten Pärchen an. Meine Freunde haben prima reagiert, und meine Freundin ist sofort vorbeigekommen, ohne große Fragen zu stellen. Nachdem ich mich zwei Stunden lang ausgeheult hatte, war ich endlich in der Lage zu sprechen. Nicht nur, daß mir bewußt geworden war, was ich damals alles erlitten hatte. Ich bin schon im Säuglingsalter von meinem naturgemäß positiven Gefühl zu mir als Frau abgeschnitten worden, dadurch ist mir die Entwicklung eines positiven Gefühls zu meinem Körper verwehrt worden. Da der Mißbrauch 15 Jahre dauerte und ich dann auch erst mit 25 Jahren eine Therapie begann, saß dieses »Nichtbewußtsein« (»wollen«) sehr tief. Mir war auch klar, warum ich sexuell mit meinen Partnern zum Teil solche Probleme hatte.

Zum Teil wußte ich das alles also schon, aber nicht in diesem Ausmaß. Ich wußte auf einmal, daß die Schmerzen, die ich teilweise beim Verkehr empfand, keineswegs sein mußten, sondern wohl auch unterbewußt Erinnerungen waren, die ich nicht wahr haben wollte.

Im weiteren Verlauf des Kurses holten mich meine Freunde regelmäßig ab, so daß ich nicht alleine sein mußte, und nach und nach, zunächst allerdings mit tätiger Mithilfe einer Heilpraktikerin, lernte ich, mich zu entspannen.

Je besser ich meinen Beckenboden kennenlernte, desto mehr Gefühl entwickelte ich auch für mich selbst als Frau, und damit meine positiven Gefühle. Ich lernte mich selber besser kennen und konnte ein körperliches Selbstwertgefühl entwickeln. Dies machte sich auch nach außen hin bemerkbar.

Meine körperliche Haltung hat sich seither sehr verändert. Ich gehe gerade, fühle mich stärker und kann Anfeindungen ganz anders begegnen.

Schon während des Kurses hatte ich beschlossen, ihn zu wiederholen, da dieses erste Mal eigentlich mehr meiner Psyche als meiner Physis diente. Ich habe diesen zweiten Kurs nun gerade absolviert. Vor dem ersten Abend hatte ich unbeschreibliche Angst, da ich nicht wußte, ob mich wieder der Absturz in dieses Loch erwarten würde. Dies ist nicht der Fall gewesen, worüber ich sehr froh bin.

Aber auch wenn ich im vergangenen Jahr die Übungen nur selten gemacht habe, so habe ich doch durch das beinahe ständige Bewußtsein von der Gegenwart meines Körpers zu einem anderen Umgang damit gefunden. Dies zeigt sich für mich auch darin, daß ich (inzwischen) seit kurzem wieder einen Partner habe und feststellen konnte, daß Geschlechtsverkehr nicht schmerzhaft sein muß und daß ich auch nein sagen kann, wenn es doch so ist.

Ich habe für mich ein völlig neues Lebensgefühl gewonnen (ich meine mein wachsendes Körperbewußtsein), und obwohl es zu Beginn auch mit Schmerzen verbunden war, so ist letztendlich etwas sehr Positives daraus erwachsen.

Abschließend möchte ich mich noch bedanken, daß Susanne es meiner Psychologin ermöglicht hat, für einige Abende ebenfalls an dem Kursus teilzunehmen, was für mich sehr hilfreich war. Auch meine Therapeutin konnte auf diese Weise ganz andere Einblicke in die Thematik gewinnen.

Elisabeth, 36 Jahre:

Ich bin Mutter von drei Kindern im Alter von 10, 6 und 4 Jahren. In meiner Jugend habe ich Leistungssport getrieben und kann so sagen, daß ich bei der Geburt meines ersten Kindes immer noch ziemlich durchtrainiert gewesen bin. Diese Geburt war sehr schwierig – ich hatte u. a. einen Dammriß, der sich infizierte und erst nach drei Monaten abgeheilt war. Darauf führte ich es auch zurück, daß ich meinen Stuhlgang nicht richtig halten konnte und auch beim Lachen immer »etwas in die Hose lief«. Mit der Zeit wurde alles etwas besser, zumal ich mir berufsbedingt nicht erlaubte, allzuviel zu trinken.

Nach meinem dritten Kind mußte ich aber der Tatsache endgültig ins Auge sehen, daß es so nicht weitergehen konnte. Meine jüngste Tochter war inzwischen acht Monate alt. Ich hatte regelmäßig Wochenbettgymnastik gemacht und war auch zum Aerobic gegangen. Zuletzt hatte ich im Fitneßstudio noch Bodenübungen mit Gewichten gemacht, um meine Bauchmuskeln wieder auf Vordermann zu bringen. Trotzdem oder gerade deshalb spürte ich, wenn ich mich auf der Toilette abwischte, meinen weichen Beckenboden. Ich konnte, ohne groß in die Tiefe gehen zu müssen, meinen Muttermund tasten. Mehrmals war es mir passiert, daß ich auf der Autofahrt, z. B. von einem Essen, in die Hose machte, wenn mein Darm angeregt war und ich weicheren Stuhl als sonst hatte. Ich konnte den Stuhl einfach nicht halten. Es waren furchtbar peinliche und unangenehme Situationen, die ich immer wieder verdrängte. Gott sei Dank bin ich dabei nie einer dritten Person begegnet – nur mein Mann wußte von diesen Schwierigkeiten.

Ich hörte dann von den Kursen bei Susanne Kitchenham-Pec und verabredete mich mit ihr. Zwischenzeitlich hatte mir mein Gynäkologe nämlich auch noch nahegelegt, mich operieren zu lassen. Ich nahm an einem Kurs für aufbauende Beckenbodengymnastik teil und muß sagen, es war wirklich effektiv. Heute gehe ich viel bewußter mit meinem Beckenboden um, ob in der Küche oder beim Autofahren, beim Staubsaugen oder im Beruf (ich bin Krankenschwester). Ich versuche, immer wieder daran zu denken, und von einer Operation spricht mein Gynäkologe auch nicht mehr. Ich kann diese Gymnastik nur wärmstens empfehlen, auch wenn man sich dazu erst aufraffen muß.

Jutta, 69 Jahre:

»Hoch, hoch, hoch – und festhalten!« Frauen im Alter von 50 bis 70 Jahren bemühen sich, dieser Anweisung nachzukommen. Das gemeinsame Problem ist Inkontinenz. Auch ich habe mich erst nach langem Zögern und vielen Jahren unablässigen Drängens meiner Tochter entschlossen, etwas dagegen zu unternehmen. Und wirklich – es stimmt: Der erschlaffte Beckenboden läßt sich trainieren. Ich wollte es anfangs kaum glauben.

Wichtig war für mich, die Anatomie des Beckenbodens zu verstehen. Das ist nicht einfach, und da hatte selbst ich als Ärztin meine Schwierigkeiten. Aber als ich erstmal eine körperliche Vorstellung davon hatte, verstand ich schnell den Sinn der einzelnen Übungen. Nur: Es ist wie so oft im Leben: Von nichts kommt nichts. Man muß üben, üben, üben!

Für mich war der Unterricht sehr wertvoll. Ich bin in der Seniorenarbeit tätig und kann nun meine eigenen Erfahrungen weitergeben. Wenn ich offen das Thema Inkontinenz anspreche, merke ich, wie viele davon betroffen sind. Mit gezielter Beckenbodengymnastik kann sicherlich etlichen geholfen werden.

Literatur

Bücher:

Kempf, H.-J.: Die Rückenschule. ro ro ro 1990.

Polden, M., Mantle, J.: Physiotherapy in Obstetrics and Gynaecology. Butterworth, Heinemann 1990.

Spitzbart, H.: Physiotherapie in Gynäkologie und Geburtshilfe. Johann Ambrosius Barth, Leipzig 1982.

Zeitschriftenbeiträge:

Henalla, S. M., Kirwan, P., Castleden, C. M., Hutchings, C. L., Breeson, A. J.: The effect of pelvic floor exercises in the treatment of genuine urinary stress incontinance in women at two hospitals. British Journal of Obstetrics and Gynaecology 1988, 95, 602–606.

Mouritsen, L., Frimodt-Moller, C., Moller, M.: Long term effects of pelvic floor exercises in female urinary incontinence. British Journal of Urology 1991, 68, 32–37.

Chiarelli, P. E.: Incontinance, The pelvic floor function. Australian Family Physician 1989, Vol. 18, Nr. 8.

Eriksen, B. C., Eik-Nes, S. H.: Long term electrostimulation of the pelvic floor. Primary therapy in female stress incontinance? Urol. Int. 1989, 44, 90–95.

Wells, T. J.: Pelvic floor exercises. American Geriatric Society. 1990, 38, 333–337.

Jacobs, S. J., Knijpers, J. H. C., Scheuer, M., Vingerhoets, M. A.: Obstetric fecal incontinance. Read at the Tripartate Meeting, Birmingham, UK, June 19–22, 1989.

Snooks, S. J., Swash, M., Henry, M. M., Setchell, M.: Risk factors in childbirth causing damage to the pelvic floor innervation. British Journal of Surgery 1985, 72, 15–17.

Snooks, S. J., Swash, M., Mathers, S. E., Henry, M. M.: Effect of vaginal delivery on the pelvic floor: A five-year follow up. British Journal of Surgery 1990, 77, 1358–1360.

Allen, R. E., Hosker, G. L., Smith, A. R. B., Warrell, D. W.: Pelvic floor damage and childbirth: A neurophysiological study. British Journal of Obstetrics and Gynaecology 1990, 77, 770–779.

Lagro-Jansson, T. L. M., Debruyne, F. M. J., Smits, A. J. A., van Weel, C.: Controlled trial of pelvic floor exercises in the treatment of urinary stress incontinance in general practice. British Journal of General Practice 1991, 41, 445–449.

Claes, H., Baert, L.: Pelvic floor exercises versus surgery in the treatment of impotence. British Journal of Urology 1993, 71, 52–57.

Zum Weiterlesen:

Barbach, L. G.: For Yourself. Die Erfüllung weiblicher Sexualität. Ullstein TB 20182.

Gotved, H.: Beckenboden und Sexualität. Trias, Stuttgart 1991.

Fester, R., König, M., Jonas, D. + A.: Weib und Macht. Fischer TB 3716, Frankfurt 1980.

Onken, J.: Feuerzeichenfrau. Beck'sche Reihe 352, München 1988.

Kitzinger, S.: Sexualität im Leben der Frau. Beck/Biederstein, München 1984.

Sharamon, S., Baginski, B. J.: Das Chakra-Handbuch. Windpferd, Aitrang 1994.

Starr, B., Weiner, M.: Liebe und Sexualität in den reiferen Jahren. Scherz, Bern.

Mitchell, L.: Simple Relaxation. John Marray 1977.

Bernstein, D. A., Borkovec, T. D.: Entspannungstraining. Pfeiffer 1992.

Adressen

Wenn Sie Kontakt wünschen zu Selbsthilfegruppen, z. B. für inkontinente Personen, hilft Ihnen:

Deutsche Arbeitsgemeinschaft Selbsthilfegruppen e. V.
Friedrichstraße 33
35392 Gießen
Tel. 06 41/7 45 03

Nationale Kontakt- und Informationsstelle zur Anregung und Unterstützung von Selbsthilfegruppen (NAKOS)
Albrecht-Achillis-Straße 65
10709 Berlin
Tel. 0 30/8 91 40 19

Bei folgenden Adressen können Sie um die Anschrift des für Ihren Wohnsitz zuständigen Landesverbands bitten. Dieser hilft Ihnen weiter, falls Sie eine Krankengymnastin oder Hebamme suchen, die spezielle Kurse für Frauen mit Bekenbodenproblemen anbietet.

Deutscher Verband für Physiotherapie/Zentralverband der Krankengymnasten
Deutzer Freiheit 72–74
50679 Köln
Tel. 02 21/88 40 31

Bund Deutscher Hebammen e. V.
Postfach 17 24
76006 Karlsruhe
Tel. 07 21/9 81 89 20

Sachverzeichnis

Weitere Bücher aus unserem Programm

Gros, R.
Gynäkologie für Frauen
Der weibliche Körper in seinen natürlichen Abläufen. Veränderungen in den Lebensphasen. Krankheitssignale. Einflüsse auf Aussehen und Wohlbefinden
272 Seiten, 61 Abbildungen

Barth, V.
Erkrankungen der weiblichen Brust
Vorsorge. Gutartige Erkrankungen. Krebs. Nachsorge
273 Seiten, 43 Abbildungen

Walter, J.
Wechseljahre – Chance oder Problem?
Die körperlichen und seelischen Veränderungen. Was man gegen Beschwerden tun kann. Männer und Wechseljahre. Die Chance zur Neuorientierung
94 Seiten, 13 Abbildungen

Klotz, T./Sengersdorf, A.
Kein Spaß am Sex?
Orgasmusstörungen und Frigidität gemeinsam überwinden
108 Seiten, 10 Abbildungen

Walter, J./Hoffmann, K. O. K.
Partnerschaftliche Empfängnisregelung
Vor- und Nachteile der unterschiedlichen Verhütungsmethoden
175 Seiten, 38 Abbildungen

Balaskas, J./Gordon, Y.
Mein Baby und ich
Schwangerschaft, Geburt, die ersten Wochen
460 Seiten, 273 Abbildungen

Huggins, K.
Das große Buch vom Stillen
Ihr Begleiter durch alle Phasen der Stillzeit
210 Seiten, 29 Abbildungen